A BOLDOG BŐR KONYHA

100 recept a bőr táplálására belülről kifelé

Péter Novák

Copyright Anyag ©2024

Minden jog fenntartva

A kiadó és a szerzői jog tulajdonosának megfelelő írásos beleegyezése nélkül ennek a könyvnek egyetlen része sem használható fel vagy továbbítható semmilyen formában vagy módon, kivéve az ismertetőben használt rövid idézeteket. Ez a könyv nem helyettesítheti az orvosi, jogi vagy egyéb szakmai tanácsokat.

TARTALOMJEGYZÉK _

TARTALOMJEGYZÉK _..3
BEVEZETÉS..8
REGGELI ÉS BRUNCH...10
1. HAJDINA PALACSINTA..11
2. GYÓGYÍTÓ REGGELI LASSI..13
3. KÖLES GOFRI...15
4. TOFU ÉS KELKÁPOSZTA TÜLEKEDÉS..............................17
5. GYÜMÖLCS ÉS QUINOA PROTEIN ZAB............................20
6. ALMÁS GABONA...23
7. KARFIOLLAL TÖLTÖTT PARÁTHA......................................25
8. SPENÓTTAL TÖLTÖTT PARÁTHA.......................................27
9. GYÓGYÍTÁSA KESUDIÓVAL..29
10. SPLIT GRAM ÉS LENCSE PALACSINTA..........................32
11. GYÓGYÍTÓ CSICSERIBORSÓ LISZTBŐL KÉSZÜLT PALACSINTA.....35
12. KRÉMES RIZS PALACSINTA..38
13. MASALA TOFU SCRAMBLE..41
14. CAROM SEEDS PALACSINTA..43
15. GYÓGYÍTÓ SÁRGABARACK ÉS BAZSALIKOMOS TURMIX...........45
16. JAGGERY PALACSINTA..47
17. DIÓS ZABKÁSA..49
18. FAHÉJAS QUINOA ŐSZIBARACKKAL..............................51
19. QUINOA ZABKÁSA..53
20. GYÓGYÍTÓ TEA..55

21. ARTICSÓKA VÍZ...57
22. ARANY MANDULA ÉS KURKUMA TEJ..........................59
ELŐÉTELEK ÉS NAGYSZEREK..61
23. OKRA ÉS UBORKA FALATOK..62
24. ÉDES BURGONYA TAMARINDDAL....................................64
25. MANDULA RUDAK..66
26. FÜGE TÖLTÖTT KÖRTE...68
27. FŰSZERGOLYÓK..70
28. ZELLER SNACK..72
29. SPIRULINA GOLYÓK..74
30. P , P ÉS P SNACK..76
31. HAGYMA KEKSZ...78
32. SÁRGA KARFIOL , BORSSALÁTA......................................80
33. FŰSZERES TŰZHELYPATTOGATOTT KUKORICA...........82
34. MASALA PAPAD...84
35. PÖRKÖLT MASALA DIÓ...86
36. CHAI-FŰSZERES PÖRKÖLT MANDULA ÉS KESUDIÓ.....88
37. FŰSZERES CSICSERIBORSÓPOPPER............................90
38. SÜLT ZÖLDSÉG NÉGYZETEK...92
39. FŰSZERES ÉDESBURGONYÁS POGÁCSÁK...................95
FŐÉTEL: ZÖLDSÉG...98
40. FŰSZERES TOFU ÉS PARADICSOM................................99
41. KÖMÉNYES BURGONYAHAS..102
42. MUSTÁRMAGOS BURGONYAHAS..................................105
43. GYÓGYÍTÓ P EA ÉS FEHÉR KÁPOSZTA.......................107
44. KÁPOSZTA MUSTÁRMAGGAL ÉS KÓKUSZDIÓVAL......109

45. SZEMES BAB BURGONYÁVAL 112
46. PADLIZSÁN BURGONYÁVAL 115
47. MASALA KELBIMBÓ 118
48. GÖRÖG KARFIOL 120
49. TEJSZÍNES CUKKINIS TÉSZTA 122
50. CUKKINI SÜTŐTÖK PESTOVAL 124
51. KAPROS CUKKINI PILAF 126
52. KUSZKUSZ CREMINI PILAF 128
53. GYÓGYÍTÓ SPÁRGA RIZOTTÓ 131
54. BULGUR SÜTŐTÖK SZÓSSZAL 134
FŐÉTEL: HÜVELYES ÉS GABONA 136
55. HÜVELYES UTCAI SALÁTA 137
56. MASALA BAB ÉS ZÖLDSÉG 139
57. EGÉSZ BAB SALÁTA KÓKUSZOS 141
58. CURRY BAB VAGY LENCSE 143
59. LENCSE CURRY LEVELEKKEL 146
60. GOAN LENCSE KÓKUSZ CURRY 149
61. CHANA MASALA HÜVELYESEK 152
62. LASSAN FŐTT BAB ÉS LENCSE 155
63. CHANA ÉS SPLIT MOONG DAL BORSPELYHEKKEL 157
64. BARNA RIZS ÉS ADZUKI BEAN DHOKLA 160
65. MUNG BAB ÉS RIZS ZÖLDSÉGEKKEL 163
66. KEVERJÜK MEG A ZÖLDSÉGEKET 165
67. SPANYOL CSICSERIBORSÓ ÉS TÉSZTA 167
68. KUPOLAMENTES TÉSZTA 170
69. BARNA RIZS RIZOTTÓ 172

70. QUINOA TABBOULE EH..174
71. KÖLES, RIZS ÉS GRÁNÁTALMA...176
FŐFÉL: CURRIES..178
72. SÜTŐTÖK CURRY FŰSZERES MAGVAKKAL.........................179
73. OKRA CURRY...182
74. NÖVÉNYI KÓKUSZOS CURRY..184
75. ALAPVETŐ NÖVÉNYI CURRY...186
76. BLACK EYE BEAN ÉS COCONUT CURRY..............................188
77. KARFIOL KÓKUSZOS CURRY...191
78. KARFIOL ÉS BURGONYA CURRY..193
79. BURGONYA, KARFIOL ÉS PARADICSOMOS CURRY..........195
80. VEGYES ZÖLDSÉG ÉS LENCSE CURRY...............................197
81. PARADICSOMOS CURRY..200
82. FEHÉR TÖK CURRY...202
83. CURRYS TÉLI DINNYE...204
84. TŰZHELY SAMBHAR-IHLETTE CURRY..................................206
85. PANDZSÁBI CURRYS BAB ÉS LENCSE.................................209
86. SPENÓT, SQUASH ÉS PARADICSOMOS CURRY................212
DESSZERTEK..215
87. SZENTJÁNOSKENYÉR MOUSSE AVOKÁDÓVAL.................216
88. FŰSZEREZETT EPERFA ÉS ALMA..218
89. CSÍPŐS RÉPATORTA...220
90. ÁFONYA KRÉM...222
91. BANÁN , GRANOLA ÉS BOGYÓ PARFÉ................................224
92. ÁFONYA - BARACK ROPOGÓS...226
93. ZABPEHELY BRÛLÉE..228

94. VÁLOGATOTT BOGYÓK GRANITA..230
95. VEGÁN CUKROZATLAN SÜTŐTÖK FAGYLALT..........................232
96. FAGYASZTOTT GYÜMÖLCSÖS KRÉM.....................................234
97. AVOKÁDÓ PUDING..236
98. CHILIS ÉS DIÓS TEKERCS..238
99. GYÓGYÍTÓ ALMÁS PITE..240
100. KÓKUSZ- ÉS NARANCSVIZES MAKARONOK.......................243
KÖVETKEZTETÉS...245

BEVEZETÉS

Lépjen be a „A BOLDOG BŐR KONYHA"-be, egy olyan birodalomba, ahol a kulináris élvezetek találkoznak a bőrápolással, és 100 olyan receptet kínálunk Önnek, amely belülről kifelé ápolja bőrét. Ez a szakácskönyv az Ön útmutatója az egészséges összetevők, a szuperételek és a hozzáértően kidolgozott receptek erejének hasznosításához a ragyogó, egészséges bőr előmozdítása érdekében. Csatlakozz hozzánk, amikor elindulunk egy utazásra, hogy felfedezzük a táplálkozás és a bőrápolás metszéspontját, és olyan harmonikus keveréket hozzunk létre, amely javítja jólétét és szépségét.

Képzeljen el egy konyhát, amely tele van élénk gyümölcsökkel, zöldségekkel és tápanyagban gazdag összetevőkkel, amelyek mindegyike úgy van kiválasztva, hogy támogassa bőre egészségét és vitalitását. A "A BOLDOG BŐR KONYHA" nem csupán receptgyűjtemény; ez a bőrápolás holisztikus megközelítése, amely felismeri a test belülről történő táplálásának fontosságát. Akár bizonyos bőrproblémák megoldására, akár általános arcszínének javítására, akár egyszerűen ízletes és bőrimádó ételekre vágyik, ezek a receptek úgy készültek, hogy konyháját a ragyogó és boldog bőr menedékévé varázsolják.

Az antioxidánsokban gazdag turmixoktól a kollagénszintet fokozó salátákig, és az omega-3-mal gazdag előételektől a bőrjavító tulajdonságokkal rendelkező desszertekig minden recept a táplálkozás és a bőrápolás közötti szinergia ünnepe. Akár a bőrápolás szerelmese, akár az ételek szerelmese, aki vágyik arra, hogy felfedezze étkezései szépségét, a „A BOLDOG BŐR KONYHA" a legjobb forrás egy olyan bőrápolási rutin létrehozásához, amely a tányéron kezdődik.

Csatlakozzon hozzánk, amikor belemerülünk a szépséget fokozó ételek világába, ahol minden étel tanúskodik arról, hogy az egészséges, ragyogó bőr a konyhájában hozott döntésekkel kezdődik. Gyűjtsd össze tehát a tápanyagban gazdag összetevőket, öleld fel az étel, mint gyógyszer erejét, és tápláljuk a boldog, ragyogó bőrt a "A BOLDOG BŐR KONYHA" segítségével.

REGGELLI ÉS BRUNCH

1. Hajdina palacsinta

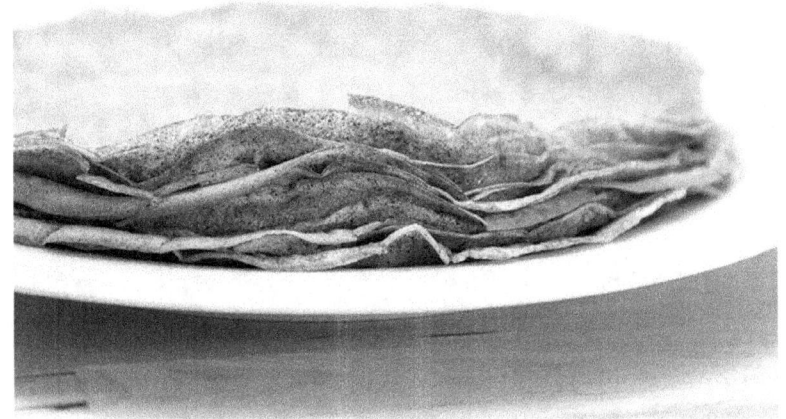

Kiszerelés: 3 palacsinta

ÖSSZETEVŐK:

- $\frac{1}{2}$ csésze víz
- $\frac{1}{4}$ teáskanál gyömbérpor
- 1 teáskanál őrölt lenmag
- $\frac{1}{2}$ csésze hajdina
- $\frac{1}{2}$ teáskanál fahéj
- Vegán vaj főzéshez

UTASÍTÁS:

a) Keverje össze az összes hozzávalót egy tálban. Hagyja a keveréket 8-10 percig állni.
b) Ha készen áll a főzésre, tegye vegán vajat egy serpenyőre közepes lángon.
c) Vegyünk három evőkanál tésztát, és egy kanál hátával vékonyan kenjük szét.
d) Amikor buborékok kezdenek megjelenni a tetején, óvatosan fordítsa meg a palacsintát, és süsse meg a másik oldalát néhány percig.

2.Gyógyító Reggeli Lassi

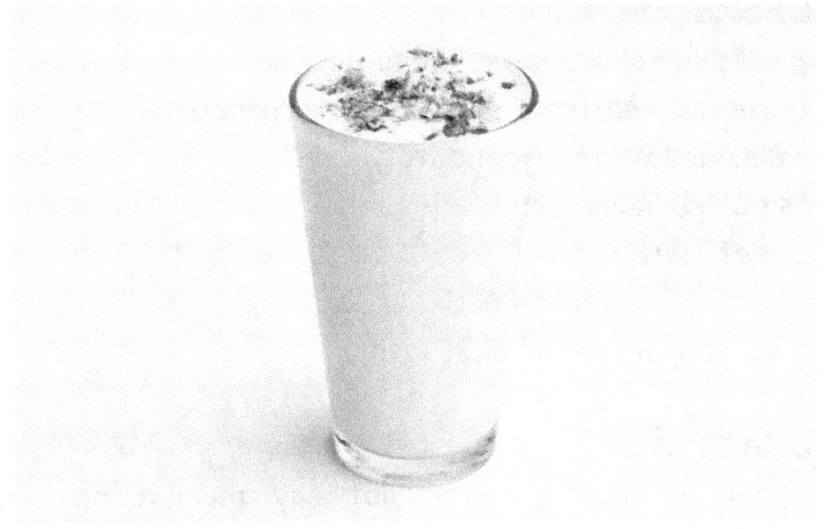

Elkészítés: 2 adag

ÖSSZETEVŐK:

- $\frac{1}{2}$ csésze kókuszos-mandulás joghurt
- $\frac{1}{2}$ csésze tisztított szűrt vagy forrásvíz
- 1 kimagozott Medjool datolya
- csipet kurkuma por
- csipet fahéjpor
- csipetnyi kardamon por
- 3 sáfránybélyeg választható

UTASÍTÁS:

a) Tegye az összes hozzávalót egy turmixgépbe, és 2 percig keverje, amíg sima nem lesz.
b) Azonnal inni.

3. Köles gofri

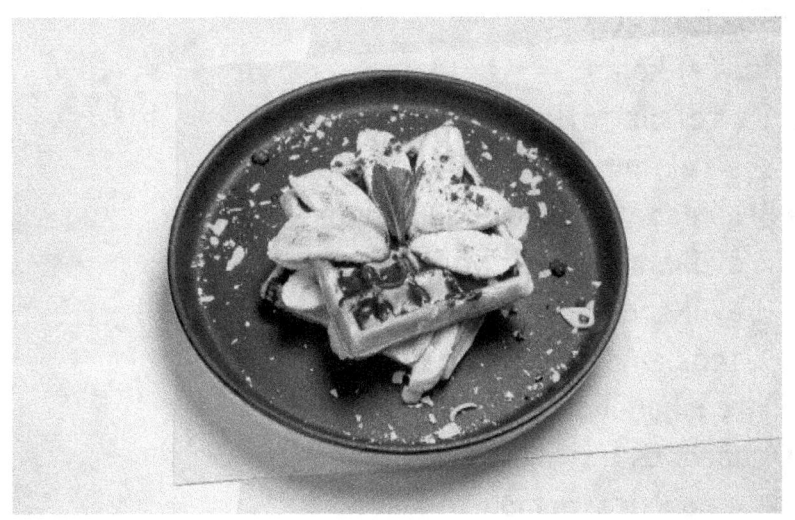

Gyártmány: 4

ÖSSZETEVŐK:
- 1 c fel köles
- 1 c fel pirítatlan hajdinát
- $\frac{1}{4}$ c fel lenmag
- $\frac{1}{4}$ c reszelt cukrozatlan kókuszreszelék
- 2 evőkanál melasz vagy agavé
- 2 evőkanál finomítatlan kókuszolaj
- $\frac{1}{2}$ teáskanál só
- 1 teáskanál őrölt fahéj
- 1 narancs héja
- $\frac{1}{4}$ c napraforgómag
- Csokoládé szirup

UTASÍTÁS:
a) Helyezze a kölest, a hajdinát és a lenet egy edénybe, és adjon hozzá vizet; egy éjszakán át állni hagyjuk, majd leszűrjük.
b) Tegye a szemeket egy turmixgépbe annyi vízzel, hogy ellepje a szemeket.
c) Keverje össze a többi hozzávalót, kivéve a napraforgómagot.
d) Keverjük össze, hogy sűrű tésztát kapjunk.
e) Tegyünk egy kis tésztát egy forró gofrisütőbe.
f) A tésztát szórjuk meg napraforgómaggal, és süssük meg a gyártó utasításai szerint.
g) Tálald kedvenc feltéteddel vagy anélkül.

4. Tofu és kelkáposzta tülekedés

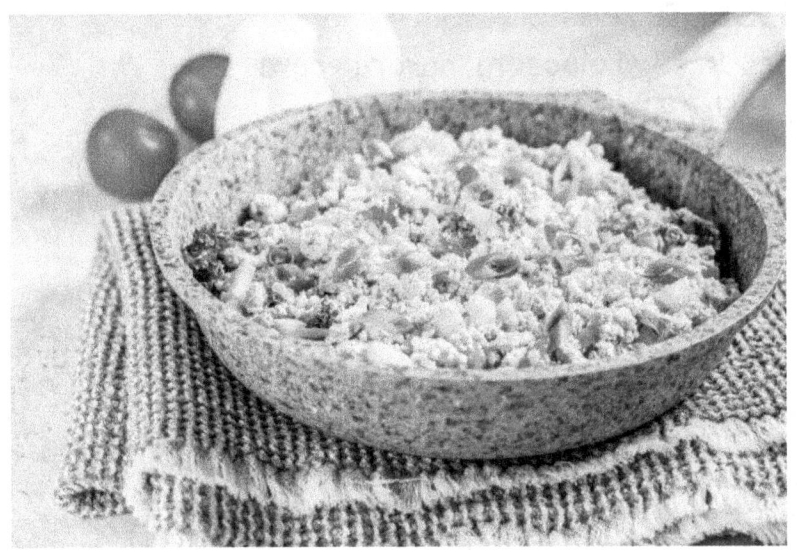

Gyártmány: 2

ÖSSZETEVŐK:
- 2 csésze kelkáposzta, apróra vágva
- 2 evőkanál olívaolaj
- 8 uncia extra kemény tofu, lecsepegtetve és morzsolva
- $\frac{1}{4}$ vöröshagyma, vékonyra szeletelve
- $\frac{1}{2}$ pirospaprika, vékonyra szeletelve

SZÓSZ
- Víz
- $\frac{1}{4}$ evőkanál kurkuma
- $\frac{1}{2}$ evőkanál tengeri só
- $\frac{1}{2}$ evőkanál őrölt kömény
- $\frac{1}{2}$ evőkanál fokhagymapor
- $\frac{1}{4}$ evőkanál chili por

SZOLGÁLATHOZ
- Reggeli krumpli, vagy pirítós
- Salsa
- koriander
- Csípős szósz

UTASÍTÁS:
SZÓSZ
a) Keverjük össze a száraz fűszereket egy edényben annyi vízzel, hogy önthető mártást kapjunk. Tedd félre.
b) Egy serpenyőben olívaolajat hevítünk, és megdinszteljük a hagymát és a pirospaprikát.
c) Belekeverjük a zöldségeket, és pici sóval és borssal ízesítjük.

d) 5 percig főzzük, vagy amíg megpuhul.
e) Hozzáadjuk a kelkáposztát, és lefedve 2 percig pároljuk.
f) Helyezze a zöldségeket a serpenyő egyik oldalára, és adja hozzá a tofut.
g) 2 perc elteltével adjuk hozzá a szószt, és gyorsan keverjük össze, hogy a szósz egyenletesen oszoljon el.
h) Főzzük további 6 percig, vagy amíg a tofu enyhén megpirul.
i) Reggeli burgonyával vagy kenyérrel tálaljuk.

5.Gyümölcs és Quinoa Protein Zab

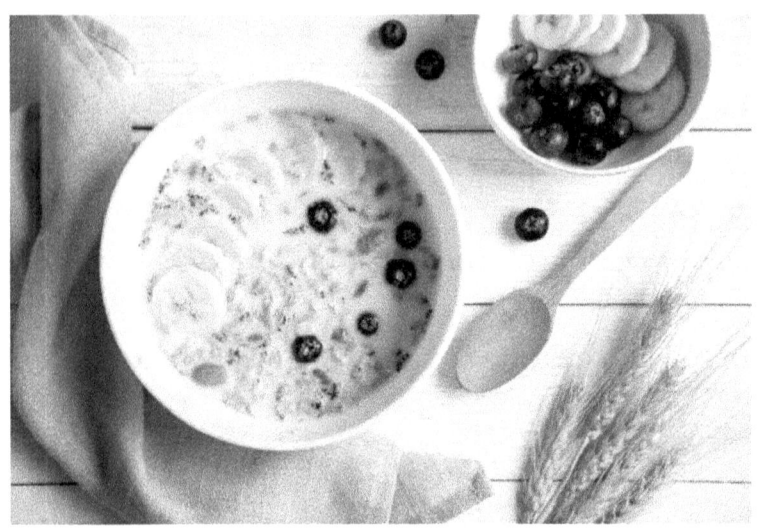

Gyártmány: 1

ÖSSZETEVŐK:
- $\frac{1}{4}$ csésze pelyhes gluténmentes hengerelt zab
- $\frac{1}{4}$ csésze főtt quinoa
- 2 evőkanál natúr vanília vegán fehérjepor
- 1 evőkanál őrölt lenmag
- 1 evőkanál fahéj
- $\frac{1}{4}$ banán, pépesítve
- Néhány csepp folyékony stevia
- $\frac{1}{4}$ csésze málna
- $\frac{1}{4}$ csésze áfonya
- $\frac{1}{4}$ csésze kockára vágott őszibarack
- $\frac{3}{4}$ csésze cukrozatlan mandulatej

Öntetek:
- pirított kókusz
- mandulavaj
- mandula
- aszalt gyümölcsök
- friss gyümölcsök

UTASÍTÁS:
a) Keverje össze a zabot, a quinoát, a fehérjeport, az őrölt lenet és a fahéjat, majd keverje össze
b) Adjunk hozzá pépesített banánt, steviát, bogyókat és őszibarackot.
c) Adjuk hozzá a mandulatejet és keverjük össze a hozzávalókat.
d) Egy éjszakán át hűtőszekrényben tároljuk.

e) Hidegen tálaljuk!

6. Almás gabona

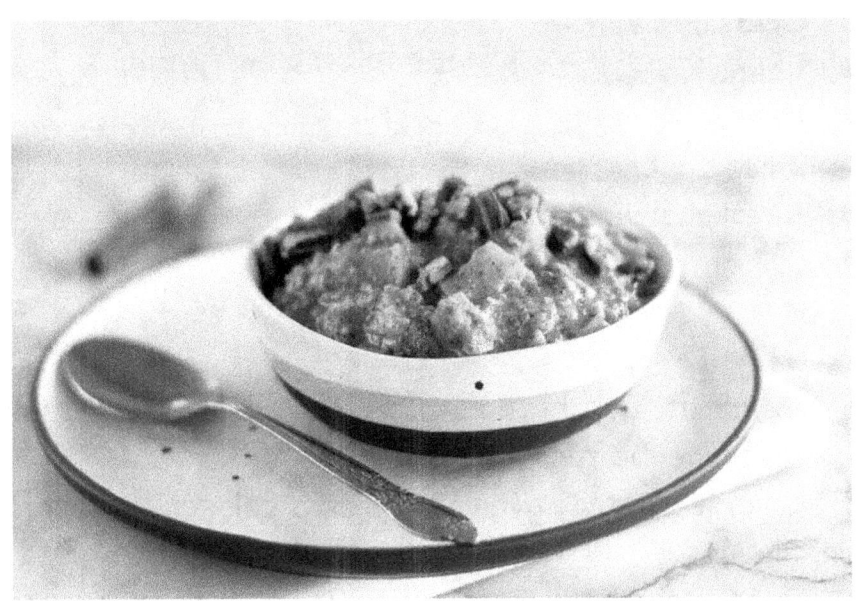

Elkészítése: 1 adag

ÖSSZETEVŐK:
- 1 alma
- 1 körte
- 2 rúd zeller
- 1 evőkanál vizet
- Csipetnyi fahéj

UTASÍTÁS:
a) Az almát, a körtét és a zellert darabokra vágjuk, és turmixgépbe tesszük.
b) Keverje össze a gyümölcsöt és a zöldséget vízzel sima állagúra.
c) Ízlés szerint fűszerezzük fahéjjal.

7.Karfiollal töltött parátha

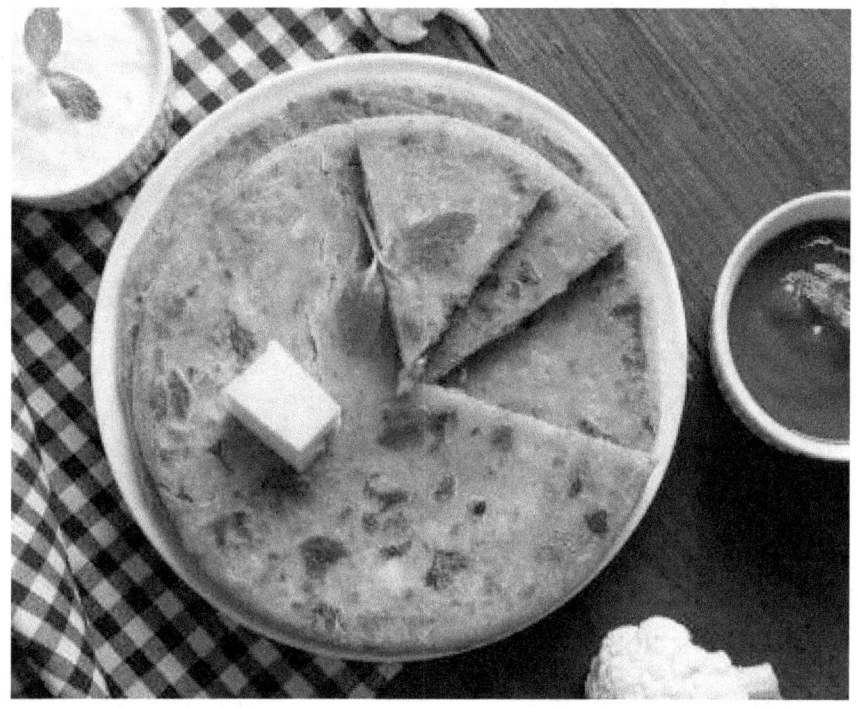

Gyártmány: 12

ÖSSZETEVŐK:

- 2 csésze reszelt karfiol
- 1 teáskanál durva tengeri só
- ½ teáskanál garam masala
- ½ teáskanál kurkuma por
- 1 adag gluténmentes Roti tészta

UTASÍTÁS:

a) Egy mély tálban keverjük össze a karfiolt, a sót, a garam masala-t és a kurkumát.
b) Vegyünk egy golflabda nagyságú adagot a roti tésztából, és forgatjuk a tenyereink között.
c) Lapítsd el a tenyeredben, és nyújtsd ki egy deszkára.
d) A tészta közepére teszünk egy kanál karfiol tölteléket.
e) Hajtsa be minden oldalát úgy, hogy középen találkozzanak.
f) A négyzetet megszórjuk gluténmentes liszttel.
g) Ismét kinyújtjuk vékonyra és kerekre.
h) Melegíts fel egy serpenyőt, majd add hozzá a parathát és főzd 30 másodpercig, vagy amíg meg nem szilárdul.
i) Fordítsa meg és süsse 30 másodpercig.
j) Olajozzuk, és addig sütjük, amíg mindkét oldala kissé megpirul.

8. Spenóttal töltött parátha

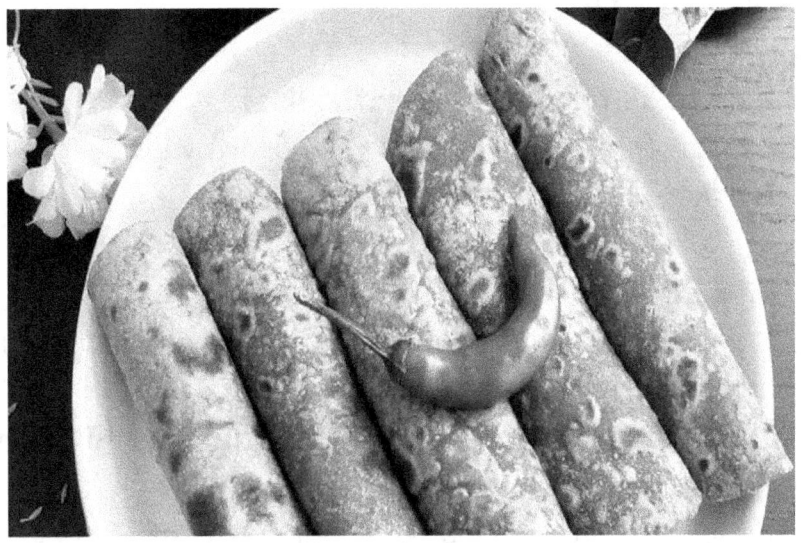

Gyártmány: 20-24

ÖSSZETEVŐK:

- 1 csésze víz
- 3 csésze gluténmentes paratha liszt
- 2 csésze friss spenót, vágva és apróra vágva
- 1 teáskanál durva tengeri só

UTASÍTÁS:

a) Egy robotgépben turmixold össze a gluténmentes lisztet és a spenótot.
b) Adjuk hozzá a vizet és a sót, és addig keverjük, amíg a tészta ragacsos nem lesz.
c) Gyúrjuk néhány percig egy felületen, amíg sima nem lesz.
d) Vegyünk egy golflabda méretű tésztát, és görgessük meg a tenyereink között.
e) Nyújtsuk ki egy felületen, miután a tenyereink közé nyomtuk, hogy kissé ellapuljon.
f) Egy vastag serpenyőben 30 másodpercig főzzük, mielőtt megfordítanák.
g) Adjunk hozzá olajat, és süssük addig, amíg minden oldala alaposan megpirul.

9.gyógyítása kesudióval

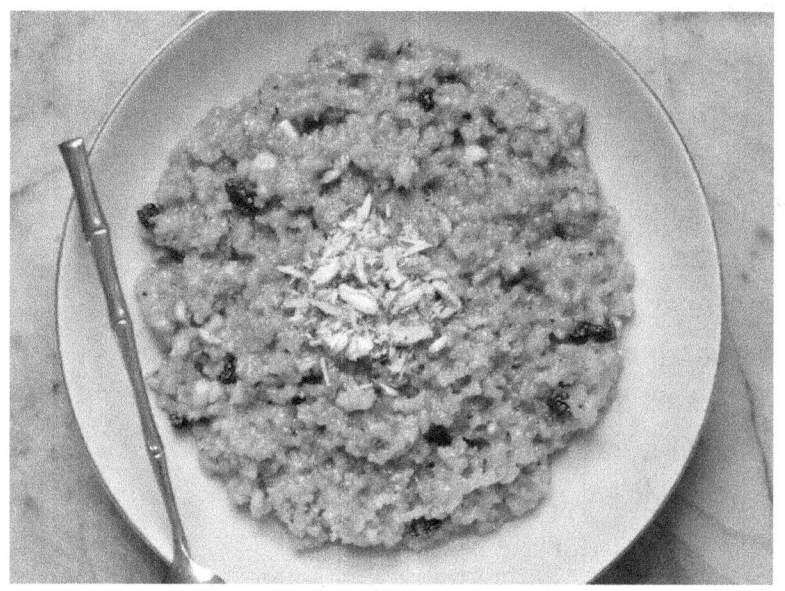

Elkészítés: 3 adag

ÖSSZETEVŐK:
- 1 citrom leve
- 1 csésze tört búza
- ½ sárga vagy vöröshagyma, meghámozva és felkockázva
- 1 teáskanál durva tengeri só
- 2 csésze forrásban lévő víz
- 1 sárgarépa, meghámozva és felkockázva
- 1 evőkanál olaj
- 1 thai, serrano vagy cayenne chili,
- ¼ csésze nyers kesudió, szárazon pörkölt
- 1 teáskanál fekete mustármag
- 4 currylevél, durvára vágva
- ½ csésze borsó, frissen vagy fagyasztva

UTASÍTÁS:
a) A megrepedt búzát szárazon sütjük 7 percig, vagy amíg meg nem pirul.
b) Melegítsük fel az olajat egy nagy, nehéz serpenyőben.
c) Adjuk hozzá a mustármagot, és főzzük 30 másodpercig, vagy amíg megpirul.
d) Pároljuk a curry leveleket, a hagymát, a sárgarépát, a borsót és a chilit 3 percig.
e) Adjuk hozzá a megtört búzát, a kesudiót és a sót, és alaposan keverjük össze.
f) A keverékhez adjuk hozzá a forrásban lévő vizet.
g) Fedő nélkül pároljuk, amíg a folyadék teljesen fel nem szívódik.

h) A főzési idő legvégén adjuk hozzá a citromlevet.
i) Tedd félre 15 percre, hogy az ízek összeérjenek.

10. Split Gram és lencse palacsinta

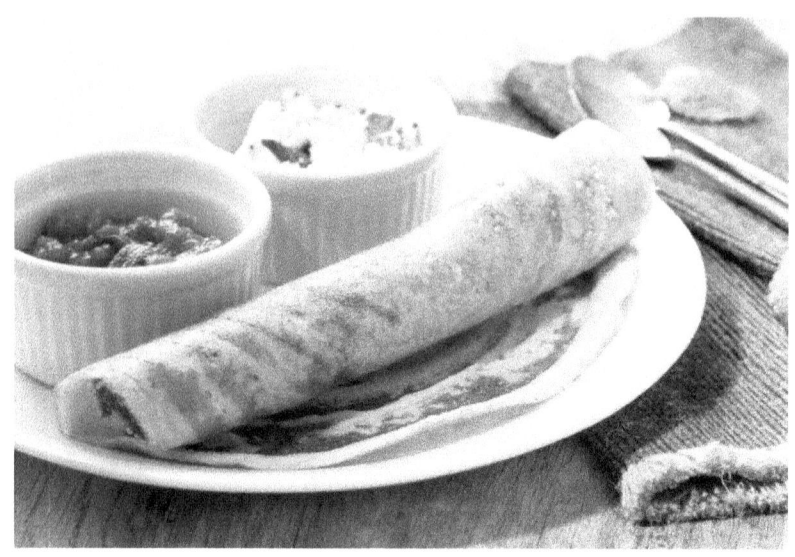

Gyártmány: 3

ÖSSZETEVŐK:
- ½ hagyma, meghámozva és félbe vágva
- 1 csésze barna basmati rizs, beáztatva
- 2 evőkanál osztott gramm, beáztatva
- ½ teáskanál görögszéna mag, beáztatva
- ¼ csésze egész fekete lencse bőrrel, áztatva
- 1 teáskanál durva tengeri só, osztva
- Olaj, serpenyős sütéshez
- 1½ csésze víz

UTASÍTÁS:
a) A lencsét és a rizst felöntjük vízzel.
b) Enyhén meleg helyen 6-7 órán keresztül kelesztjük a tésztát.
c) Melegíts elő egy rácsot közepes lángon.
d) A serpenyőben megkenünk 1 teáskanál olajat.
e) Ha a serpenyő felforrósodott, szúrjon egy villát a hagyma fel nem vágott, lekerekített részébe.
f) Dörzsölje át a hagyma felvágott felét előre-hátra a serpenyőben, miközben a villa fogantyúját fogja.
g) Tartson egy kis tál olajat az oldalán egy kanállal későbbi használatra.
h) Merítse a masszát a forró, előmelegített serpenyő közepébe.
i) Lassú, óramutató járásával megegyező mozdulatokat végezzen a merőkanál hátuljával a serpenyő közepétől a külső széléig, amíg a tészta vékony és palacsintaszerű nem lesz.

j) Egy kanál segítségével vékony sugárban olajat öntünk körbe a tésztát.
k) Addig főzzük a dosát, amíg kissé megpirul.
l) Megfordítjuk és a másik oldalát is megsütjük.
m) Fűszeres jeerával vagy citromburgonyával, kókuszos chutney-val és sambharral tálaljuk.

11.Gyógyító csicseriborsó lisztből készült palacsinta

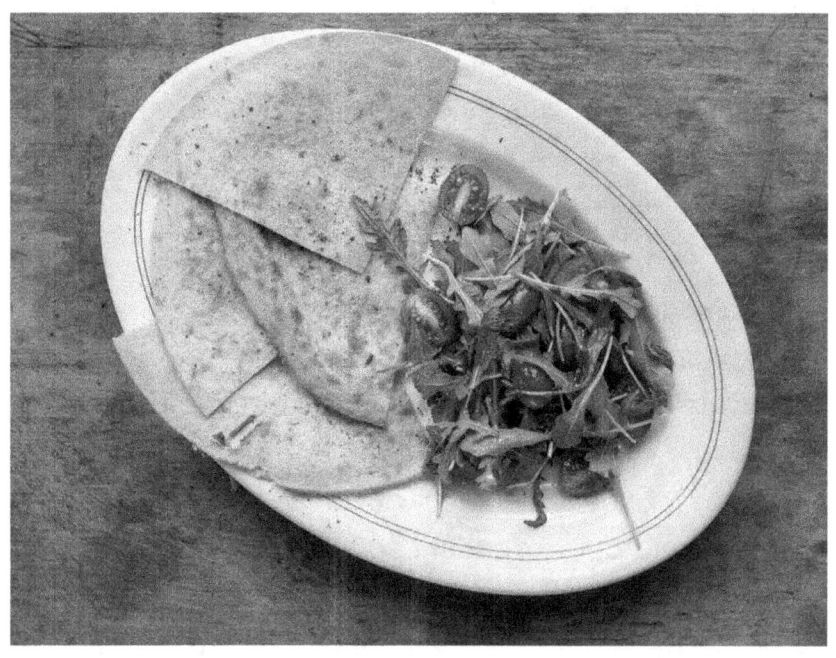

Gyártmány: 8

ÖSSZETEVŐK:
- ½ teáskanál őrölt koriander
- ½ teáskanál kurkuma por
- 2 zöld thai, serrano vagy cayenne chili apróra vágva
- ¼ csésze szárított görögszéna levél
- 2 csésze gramm liszt
- 1 teáskanál vörös chili por vagy cayenne
- Olaj, serpenyős sütéshez
- 1 darab gyömbér gyökér meghámozva és reszelve vagy darálva
- ½ csésze friss koriander, darálva
- 1 teáskanál durva tengeri só
- 1½ csésze víz
- 1 hagyma, meghámozva és apróra vágva

UTASÍTÁS:
a) Egy nagy keverőtálban keverje simára a gramm lisztet és a vizet. Félretesz, mellőz.
b) Keverjük hozzá a többi hozzávalót, kivéve az olajat.
c) Melegíts elő egy rácsot közepes lángon.
d) Kenjünk meg ½ teáskanál olajat a rácsra.
e) Öntsük a tésztát a serpenyő közepére.
f) A masszát körkörös, óramutató járásával megegyező mozdulatokkal a serpenyő közepétől a serpenyő külső oldaláig terítsük szét a merőkanál hátával, hogy vékony, kerek palacsintát kapjunk.

g) Kb. 2 percig főzzük az egyik oldalát, majd megfordítjuk a másik oldalára is.
h) A spatulával nyomja le, hogy a közepe is átsüljön.
i) Mentával vagy barackchutney-val az oldalára tálaljuk.

12. Krémes rizs palacsinta

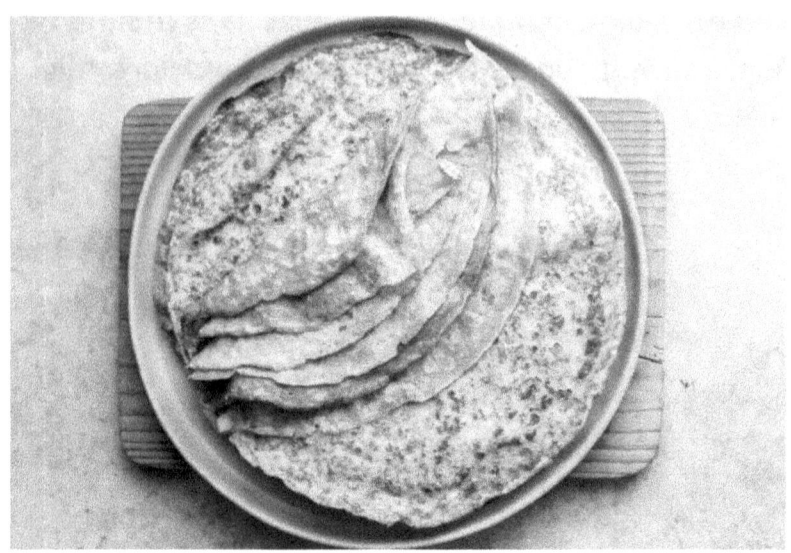

Elkészítés: 6 adag

ÖSSZETEVŐK:

- 3 csésze rizstejszín
- 2 csésze cukrozatlan natúr szójajoghurt
- 3 csésze vizet
- 1 teáskanál durva tengeri só
- ½ teáskanál őrölt fekete bors
- ½ teáskanál vörös chili por vagy cayenne
- ½ sárga vagy vöröshagyma, meghámozva és apróra vágva
- 1 zöld thai, serrano vagy cayenne chili apróra vágva
- Olaj, serpenyőben sütéshez, tegyük félre egy edénybe
- ½ hagyma, meghámozva és félbe vágva

UTASÍTÁS:

a) Keverje össze a rizst, a joghurtot, a vizet, a sót, a fekete borsot és a piros chiliport egy nagy keverőtálban, és tegye félre 30 percre, hogy kissé erjedjen.
b) Adjuk hozzá a hagymát és a chilit, és óvatosan keverjük össze.
c) Melegíts elő egy rácsot közepes lángon.
d) A serpenyőben felforrósítunk 1 teáskanál olajat.
e) Ha a serpenyő felforrósodott, szúrjon egy villát a hagyma fel nem vágott, lekerekített részébe.
f) Dörzsölje át a hagyma felvágott felét oda-vissza a serpenyőn.
g) Tartsa kéznél a hagymát a behelyezett villával az adagolások között.

h) Öntsön elegendő tésztát a forró, előkészített serpenyő közepébe.
i) Lassú, óramutató járásával megegyező mozdulatokat végezzen a merőkanál hátuljával a serpenyő közepétől a külső széléig, amíg a tészta vékony és palacsintaszerű nem lesz.
j) Egy kanál segítségével vékony sugárban olajat öntünk körbe a tésztát.
k) Addig főzzük a dosát, amíg enyhén megpirul, és el nem kezd húzódni a serpenyőtől.
l) A másik oldalát is megsütjük.

13. Masala Tofu Scramble

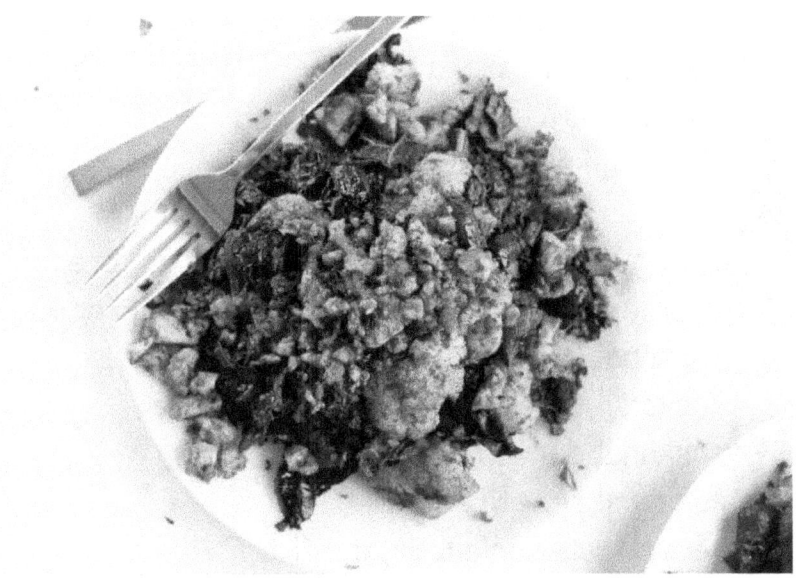

Elkészítés: 2 adag

ÖSSZETEVŐK:
- 14 uncia csomag extra kemény bio tofu, morzsolva
- 1 evőkanál olaj
- 1 teáskanál köménymag
- $\frac{1}{2}$ hagyma, meghámozva és apróra vágva
- 1 darab gyömbér gyökér, meghámozva és lereszelve
- 1 zöld thai, serrano vagy cayenne chili apróra vágva
- $\frac{1}{2}$ teáskanál kurkuma por
- $\frac{1}{2}$ teáskanál vörös chili por vagy cayenne
- $\frac{1}{2}$ teáskanál durva tengeri só
- $\frac{1}{2}$ teáskanál fekete só
- $\frac{1}{4}$ csésze friss koriander, darálva

UTASÍTÁS:
a) Melegítsük fel az olajat egy nehéz, lapos serpenyőben közepes lángon.
b) Adjuk hozzá a köményt, és főzzük 30 másodpercig, vagy amíg a magok megpuhulnak.
c) Adjuk hozzá a hagymát, a gyömbér gyökerét, a chilit és a kurkumát.
d) Főzzük és süssük 2 percig, gyakran kevergetve.
e) A tofut alaposan összekeverjük.
f) Ízesítsük piros chili porral, tengeri sóval, fekete sóval és korianderrel.
g) Alaposan összedolgozzuk.
h) Pirítóssal vagy forró rotiba vagy parathába csomagolva tálaljuk.

14. Carom Seeds Palacsinta

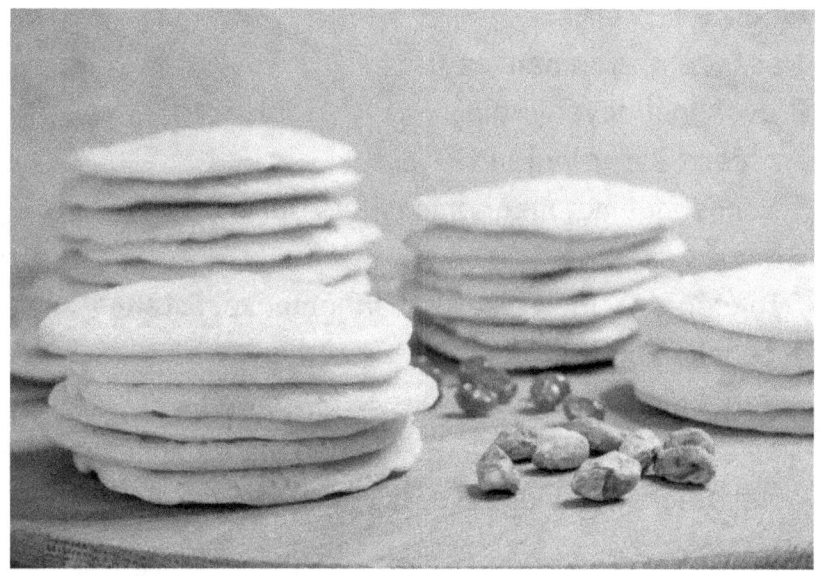

Gyártmány: 4

ÖSSZETEVŐK:

- 1 csésze gluténmentes liszt
- 2 evőkanál növényi olaj
- 1 csésze szójajoghurt
- ¼ vöröshagyma, meghámozva és apróra vágva
- Só ízlés szerint
- Szükség szerint vízzel szobahőmérsékleten
- ¼ teáskanál sütőpor
- ¼ teáskanál carom mag
- 1 piros kaliforniai paprika kimagozva és apróra vágva
- ½ paradicsom kimagozva és apróra vágva

UTASÍTÁS:

a) Keverje össze a lisztet, a szójajoghurtot és a sót; jól összekeverni.
b) Annyi vizet adunk hozzá, hogy elérjük a palacsintatészta állagát.
c) Adjuk hozzá a sütőport. Félretesz, mellőz.
d) Egy keverőtálban keverje össze a karambolmagot, a hagymát, a kaliforniai paprikát és a paradicsomot.
e) Néhány csepp olajjal előmelegítünk egy serpenyőt.
f) Helyezzen ¼ csésze tésztát a rács közepére.
g) Amíg a palacsinta még nedves, adjuk hozzá a feltétet.
h) Csepegtessen néhány csepp olajat a szélére.
i) Fordítsa meg a palacsintát, és süsse további 2 percig.
j) Forrón tálaljuk.

15. Gyógyító sárgabarack és bazsalikomos turmix

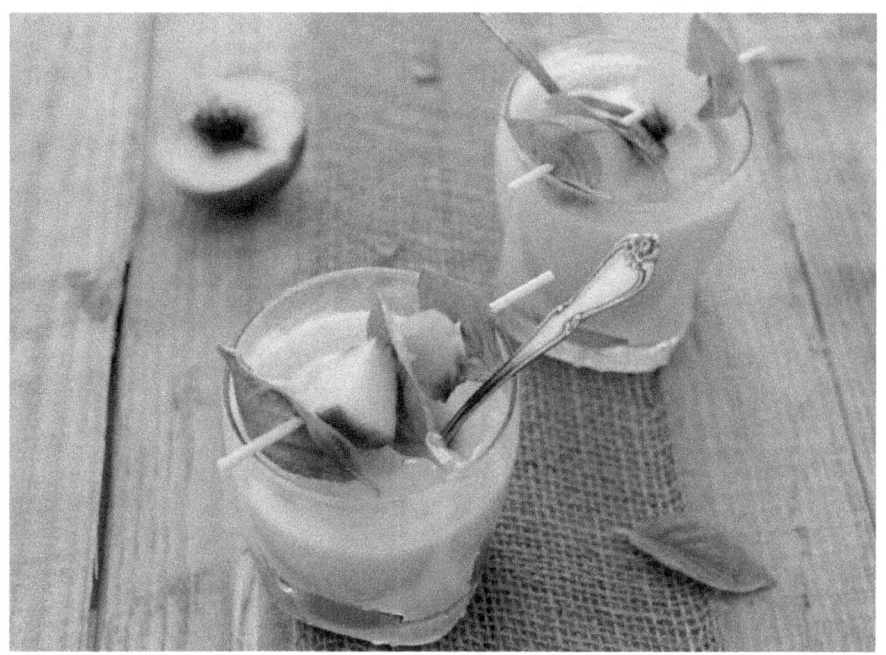

Elkészítése: 1 turmix

ÖSSZETEVŐK
- 4 friss sárgabarack
- néhány levél friss bazsalikom
- ½ csésze cseresznye
- 1 csésze víz

UTASÍTÁS
a) Az összes hozzávalót turmixgépben turmixoljuk.
b) Élvezd.

16. Jaggery palacsinta

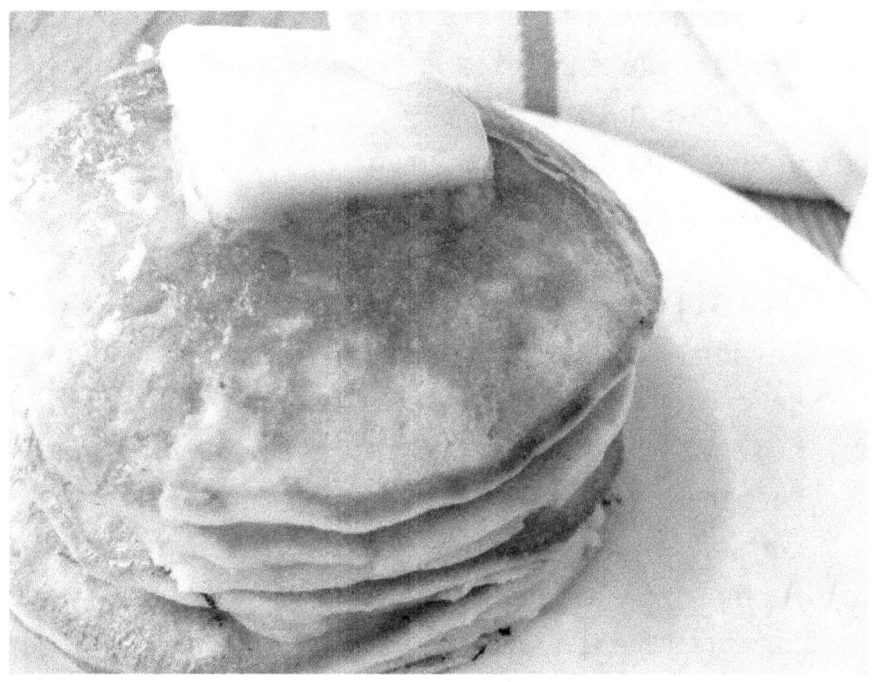

Elkészítés: 8 palacsinta

ÖSSZETEVŐK:
- 1 csésze gluténmentes liszt
- ½ csésze jagger
- ½ teáskanál édesköménymag
- 1 csésze víz

UTASÍTÁS:
a) Keverje össze az összes hozzávalót egy nagy keverőtálban, és tegye félre legalább 15 percig.
b) Közepes lángon hevíts fel egy enyhén olajozott serpenyőt vagy serpenyőt.
c) Öntsük vagy kanalazzuk a tésztát a tepsire.
d) A masszát a merőkanál hátuljával, az óramutató járásával megegyező irányú mozdulatokkal, a közepétől kissé kiterítjük anélkül, hogy túl hígítanánk.
e) Mindkét oldalát megpirítjuk és azonnal tálaljuk.

17. Diós zabkása

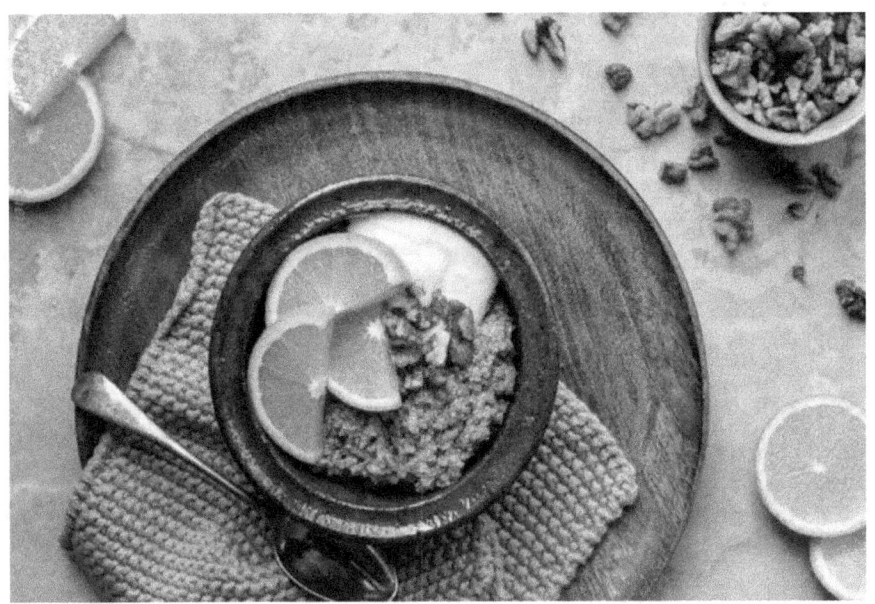

Gyártmány: 5

HOZZÁVALÓK:

- $\frac{1}{2}$ csésze pekándió
- $\frac{1}{2}$ csésze mandula
- $\frac{1}{4}$ csésze napraforgómag
- $\frac{1}{4}$ csésze chia mag
- csésze cukrozatlan kókuszreszelék
- 4 csésze cukrozatlan mandulatej
- $\frac{1}{2}$ teáskanál fahéjpor
- $\frac{1}{4}$ teáskanál gyömbérpor
- 1 teáskanál porított stevia
- 1 evőkanál mandulavaj

UTASÍTÁS:

a) Keverje össze a pekándiót, a mandulát és a napraforgómagot egy konyhai robotgépben.

b) Egy serpenyőben adjuk hozzá a dió keveréket, a chia magot, a kókuszreszeléket, a mandulatejet, a fűszereket és a steviát, és forraljuk fel enyhén. 20 percig pároljuk.

c) Tálaljuk egy csésze mandulavajjal.

18. Fahéjas quinoa őszibarackkal

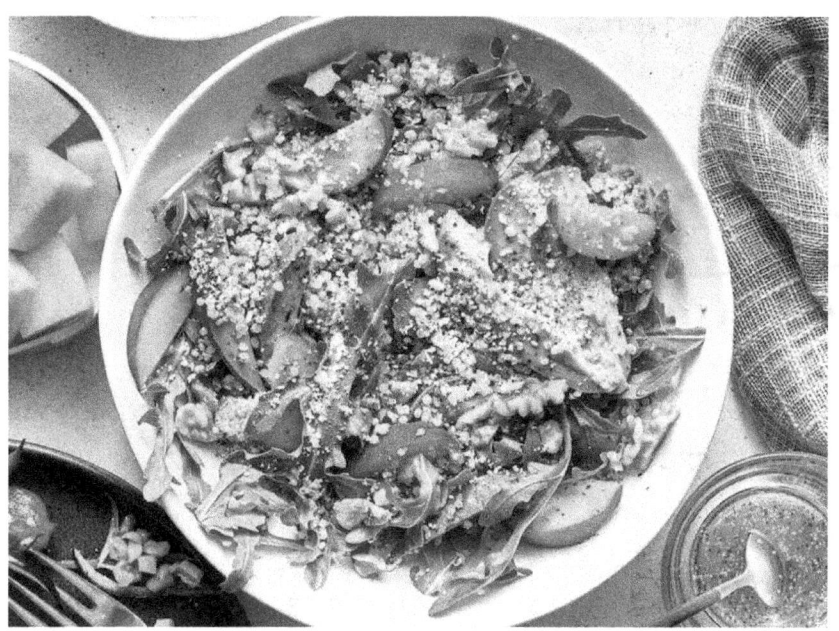

Gyártmány: 6

ÖSSZETEVŐK:

- Főző spray
- 2 ½ csésze víz
- ½ teáskanál őrölt fahéj
- 1½ csésze zsírmentes fele-fele
- 1 csésze nyers quinoa, leöblítve, lecsepegtetve
- ¼ csésze cukor
- 1½ teáskanál vanília kivonat
- 2 csésze fagyasztott, cukrozatlan őszibarack szelet
- ¼ csésze apróra vágott pekándió, szárazon pirítva

UTASÍTÁS:

a) Z ezz be egy lassú tűzhelyet főzőpermettel.
b) Töltsük fel vízzel , és főzzük a quinoát és a fahéjat 2 órán át alacsony fokozaton .
c) Egy külön tálban keverjük össze a fele-felet, a cukrot és a vanília esszenciát .
d) A quinoát tálakba merítjük.
e) Adjuk hozzá az őszibarackot a tetejére, majd a fele-fele keveréket és az őszibarackot .

19. Quinoa zabkása

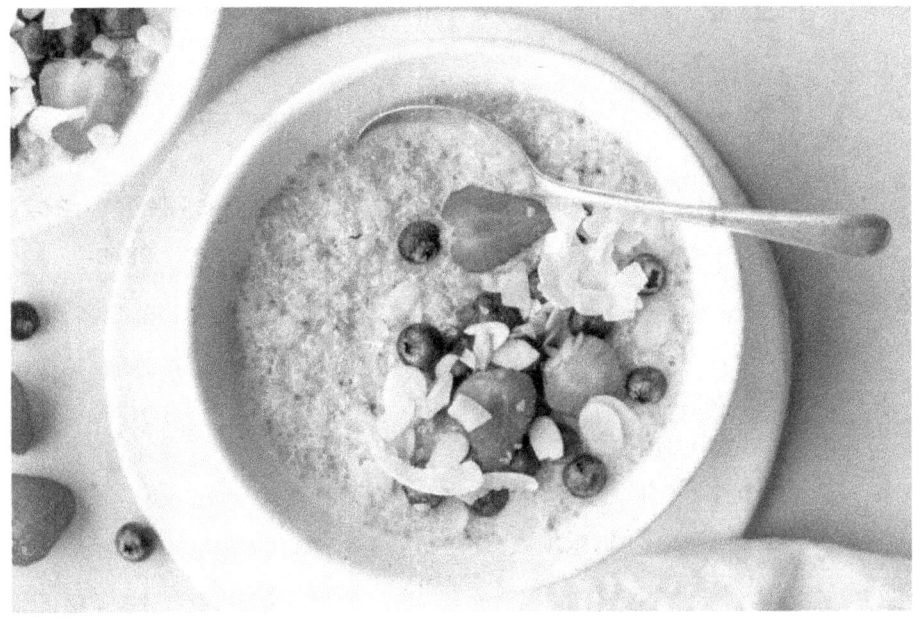

Gyártmány: 1

HOZZÁVALÓK:
- 2 csésze víz
- ½ teáskanál bio vanília kivonat
- ½ csésze kókusztej
- 1 csésze nyers vörös quinoa, leöblítve és lecsepegtetve
- ¼ teáskanál friss citromhéj, finomra reszelve
- 10-12 csepp folyékony stevia
- 1 teáskanál őrölt fahéj
- ½ teáskanál őrölt gyömbér
- ½ teáskanál őrölt szerecsendió
- Csipet őrölt szegfűszeg
- 2 evőkanál mandula, apróra vágva

UTASÍTÁS:
a) Keverjük össze a quinoát, a vizet és a vaníliakivonatot egy serpenyőben, és forraljuk fel.
b) Csökkentse alacsony lángra, és forralja körülbelül 15 percig.
c) Adja hozzá a kókusztejet, a citromhéjat, a steviát és a fűszereket a serpenyőbe a quinoával, és keverje össze.
d) A quinoát levesszük a tűzről, és egy villával azonnal megforgatjuk.
e) Osszuk el egyenletesen a quinoa keveréket a tálalótálak között.
f) Apróra vágott mandulával díszítve tálaljuk.

20. Gyógyító tea

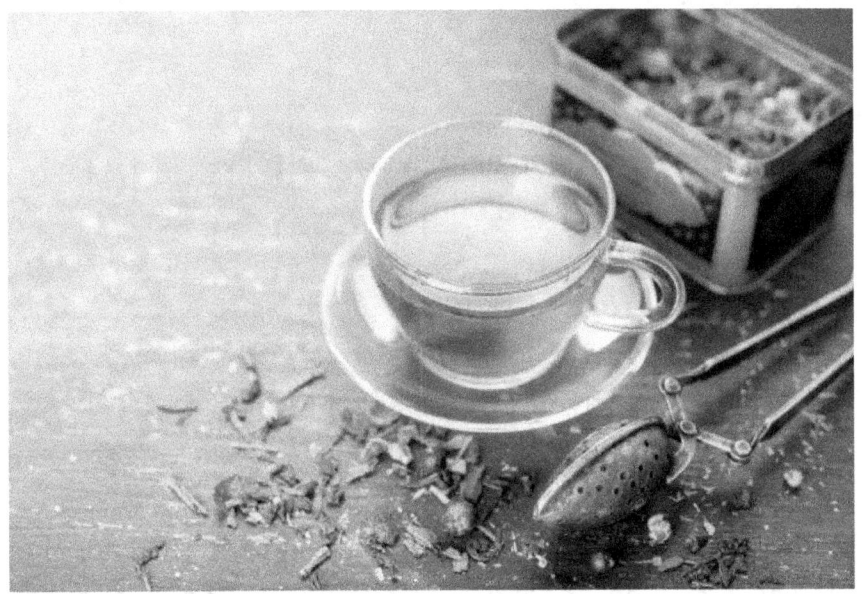

Elkészítés: 2 adag

ÖSSZETEVŐK:
- 10 uncia víz
- 3 egész szegfűszeg
- 4 egész zöld kardamom hüvely, feltörve
- 4 szem egész fekete bors
- ½ rúd fahéj
- ¼ teáskanál fekete tea
- ½ csésze szójatej
- 2 szelet friss gyömbér gyökér

UTASÍTÁS:
a) A vizet felforraljuk, majd hozzáadjuk a fűszereket.
b) Fedjük le és főzzük 20 percig, mielőtt hozzáadnánk a fekete teát.
c) Néhány perc múlva adjuk hozzá a szójatejet, és forraljuk vissza.
d) Leszűrjük, mézzel édesítjük.

21. Articsóka víz

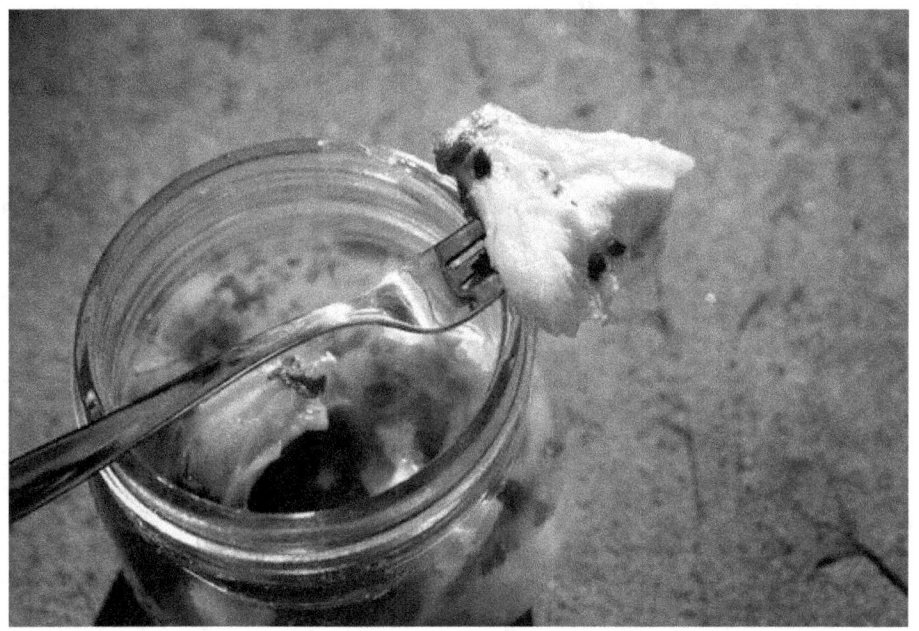

Elkészítés: 2 adag

ÖSSZETEVŐK:
- 2 articsóka, szárát levágjuk és levágjuk

UTASÍTÁS:
a) Forraljunk fel egy nagy fazék vizet.
b) Adjuk hozzá az articsókát, és forraljuk 30 percig.
c) Távolítsa el az articsókát, és tegye félre későbbre.
d) Hagyja kihűlni a vizet, mielőtt meginna belőle egy csészét.

22. Arany mandula és kurkuma tej

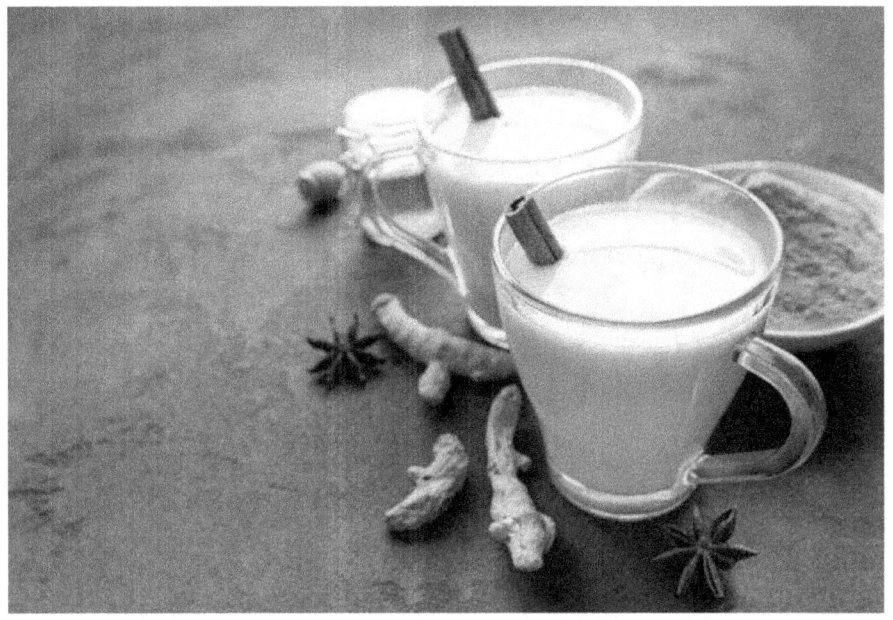

Elkészítés: 2 adag

ÖSSZETEVŐK:
- $\frac{1}{8}$ teáskanál kurkuma
- $\frac{1}{4}$ csésze víz
- 8 uncia mandulatej
- 2 evőkanál nyers mandulaolaj
- Méz ízlés szerint

UTASÍTÁS:
a) Pároljuk a kurkumát vízben 8 percig.
b) A mandulatejet és a mandulaolajat felforraljuk.
c) Vegyük le a tűzről, amint forrni kezd.
d) Keverjük össze a két keveréket.
e) Mézzel édesítjük.

ELŐÉTELEK ÉS NAGYSZEREK

23. Okra és uborka falatok

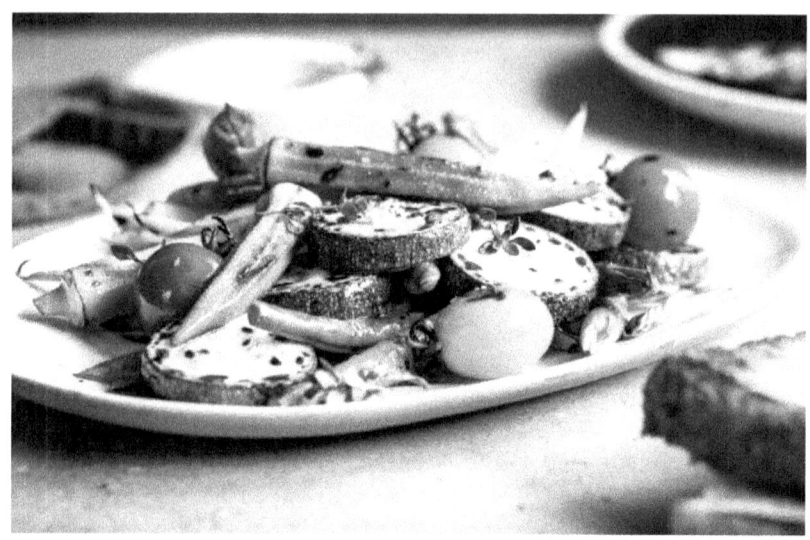

Gyártmány: 4

ÖSSZETEVŐK:
- 1½ font okra, leöblítve, szárral és hosszában felszeletelve
- 1 uborka, szeletelve
- 1 teáskanál piros chili por
- ½ teáskanál meleg fűszerkeverék
- 1 teáskanál száraz mangópor
- 3 ½ evőkanál csicseriborsó liszt
- 2 csésze növényi olaj
- 1 teáskanál Chaat fűszerkeverék
- Asztali só, ízlés szerint

UTASÍTÁS:
a) Keverje össze a vörös chili port, a fűszerkeveréket és a száraz mangóport egy tálban.
b) Ezzel a keverékkel megszórjuk az okra-t.
c) Az okra tetejére szórjuk a csicseriborsó lisztet.
d) Alaposan dobja fel, hogy minden darabot enyhén és egyenletesen bevonjon.
e) Melegítse fel a növényi olajat egy mély serpenyőben 370 ° C-ra füstölésig.
f) Tegye hozzá az okra adagokat, és süsse 4 percig, vagy amíg jól megbarnul.
g) Szűrőkanállal kiszedjük és papírtörlőn lecsepegtetjük
h) Az okrát és az uborkát megszórjuk a fűszerkeverékkel.
i) Az egészet összekeverjük és sóval ízesítjük.

24. Édes burgonya Tamarinddal

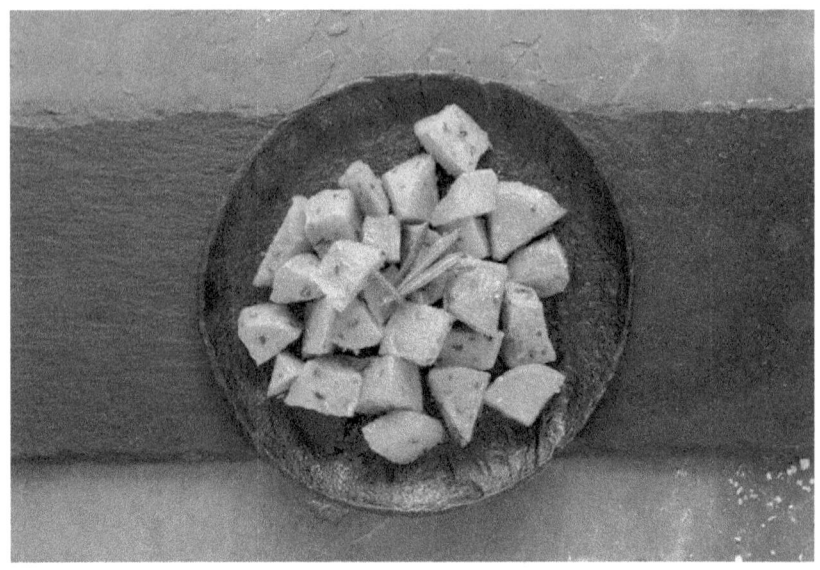

Gyártmány: 4

ÖSSZETEVŐK:
- 1 evőkanál friss citromlé
- 4 édesburgonya, meghámozva és felkockázva
- ¼ teáskanál fekete só
- 1½ evőkanál Tamarind Chutney
- ½ teáskanál köménymag, pirítva és durvára törve

UTASÍTÁS:
a) Az édesburgonyát sós vízben 7 percig villapuhára főzzük.
b) Leszűrjük és félretesszük hűlni.
c) Keverje össze az összes hozzávalót egy keverőtálban, és óvatosan keverje össze.
d) Tálakokban, a kockára vágott édesburgonyába szúrt fogpiszkálóval tálaljuk.

25. Mandula rudak

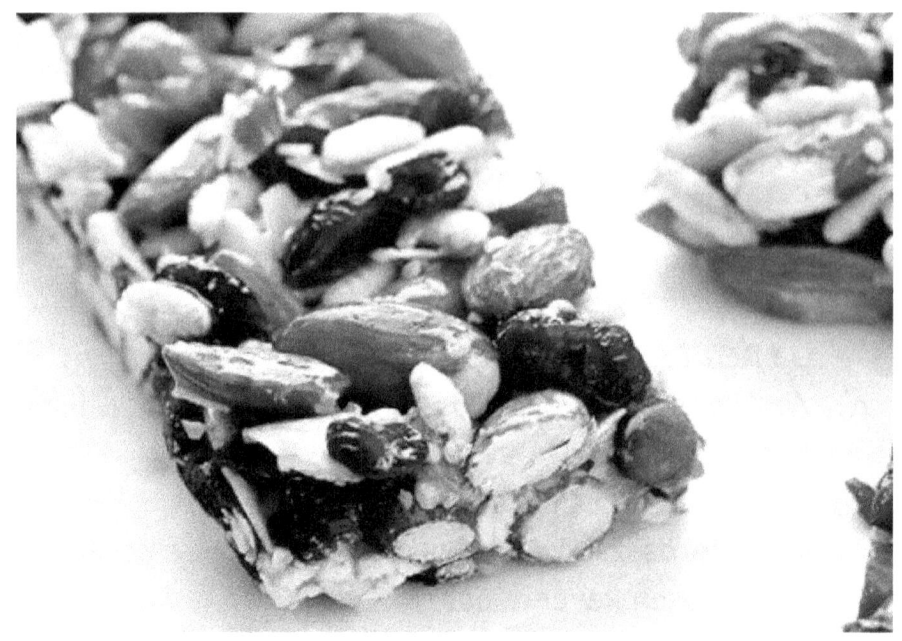

Kiszerelés: 4 rúd

ÖSSZETEVŐK:
- 1½ csésze mandula
- 3 randevú
- 5 sárgabarack, beáztatva
- 1 teáskanál fahéj
- ½ csésze kókuszreszelék
- 1 csipet kardamom
- 1 csipet gyömbér

UTASÍTÁS:
a) Aprítógépben a mandulát aprítsuk finom liszté.
b) Adjuk hozzá a kókuszt és a fűszereket, majd keverjük újra.
c) Keverje hozzá a datolyát és a sárgabarackot, amíg jól össze nem áll.
d) Téglalap alakú szeletekre vágjuk.

26. Füge töltött körte

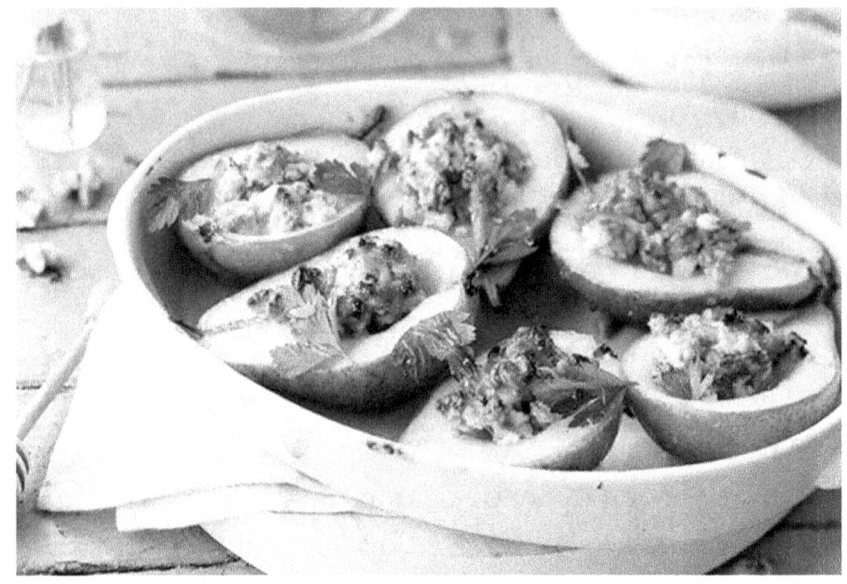

Elkészítés: 2 adag

ÖSSZETEVŐK:
- 5 füge, beáztatva
- ½ teáskanál fahéj
- 1 csipet szerecsendió
- ½ csésze áztatóvíz fügéből
- 1 darab friss gyömbér, lereszelve
- 1 körte
- ¼ csésze dió
- 2 teáskanál citromlé

UTASÍTÁS:
a) Konyhai robotgépben pörköljük meg a diót.
b) Adjuk hozzá a fügét, és keverjük újra.
c) A többi hozzávalót jól összekeverjük.
d) A körtét felszeleteljük, és a keveréket a tetejére kenjük.

27. Fűszergolyók

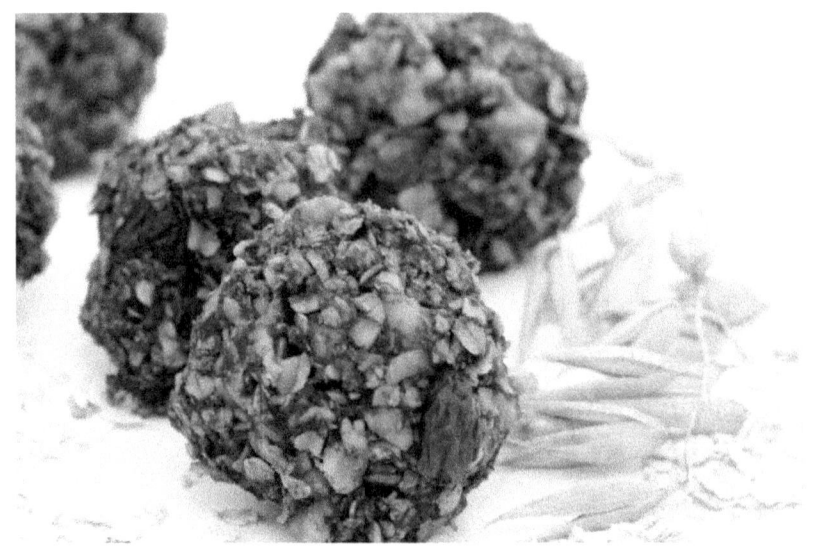

Készítmény: 10-15 golyó

ÖSSZETEVŐK:

- 2 teáskanál őrölt szegfűszeg
- $1\frac{1}{2}$ csésze napraforgómag
- $\frac{1}{4}$ csésze kókuszolaj, olvasztott
- 2 evőkanál fahéj
- 1 kevés csésze mandula
- $1\frac{3}{4}$ csésze mazsola, beáztatva
- $\frac{1}{2}$ csésze tökmag
- 2 teáskanál őrölt gyömbér
- egy csipet só

UTASÍTÁS:

a) Egy konyhai robotgépben pörgesse fel a mandulát, a napraforgómagot és a tökmagot.
b) A fűszerek és a só hozzáadása után dolgozzuk újra.
c) Keverje hozzá a melegen olvasztott kókuszt és a mazsolát, amíg jól össze nem áll.
d) Golyósra nyomkodjuk és lehűtjük.

28. Zeller snack

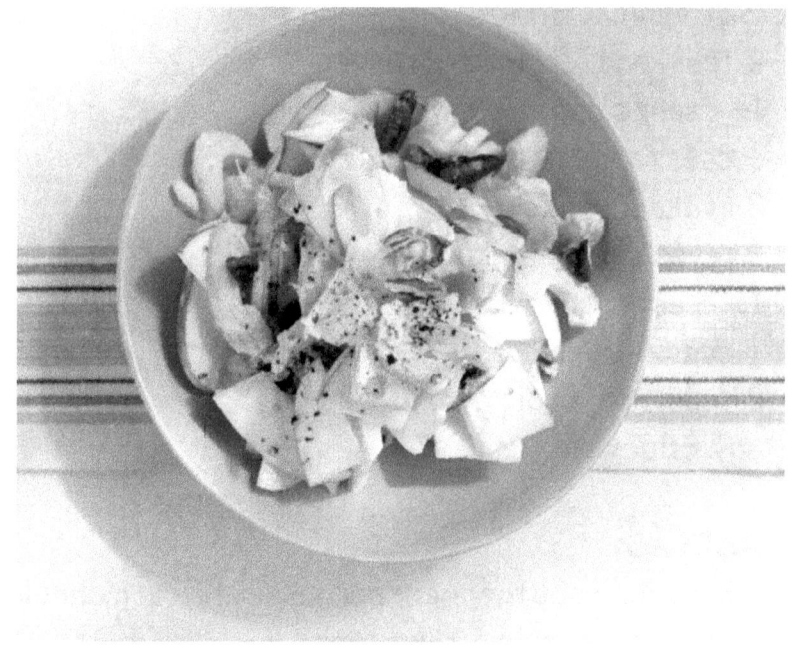

Elkészítése: 1 adag

ÖSSZETEVŐK:
- $\frac{1}{4}$ csésze dió, áztatva és apróra vágva
- 1 alma, falatnyi darabokra vágva
- 1 zellerszár, falatnyi darabokra vágva

UTASÍTÁS:
a) Keverje össze az összes összetevőt.

29. Spirulina golyók

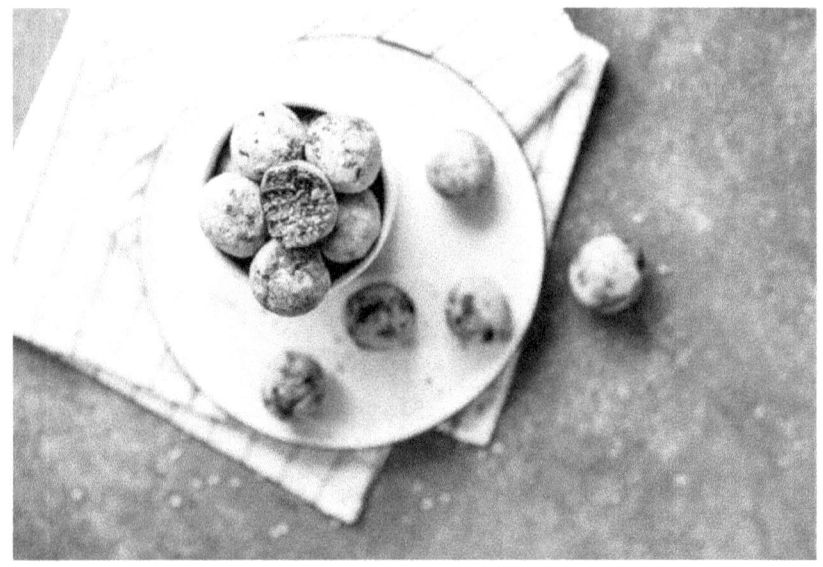

Készítmény: 10-15 golyó

ÖSSZETEVŐK:
- 2 citrom reszelt citromhéja
- 3 csésze mogyoró
- 1 evőkanál spirulina por
- 1½ csésze mazsola, beáztatva
- 2 evőkanál kókuszolaj

UTASÍTÁS:
a) Konyhai robotgépben a mogyorót finomra daráljuk.
b) Adjuk hozzá a mazsolát, és dolgozzuk fel még egyszer.
c) Adjuk hozzá a kókuszolajat, a citromhéjat és a spirulinaport.
d) Forgasd falatnyi golyókat.

30. P , P és P snack

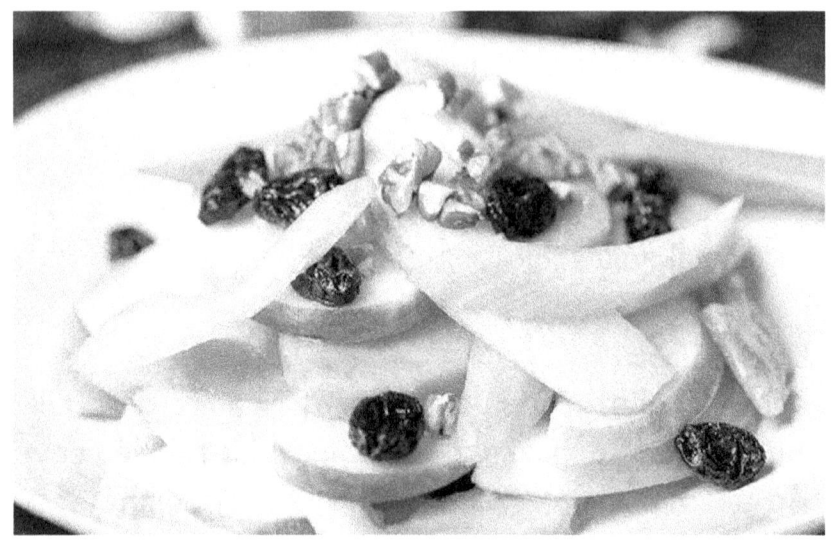

Elkészítése: 1 adag

ÖSSZETEVŐK:
- $\frac{1}{4}$ papaya, apróra vágva
- $\frac{1}{4}$ csésze pekándió, apróra vágva
- 1 körte, apróra vágva

UTASÍTÁS:
a) Az összes hozzávalót egy tálba dobjuk.

31. Hagyma keksz

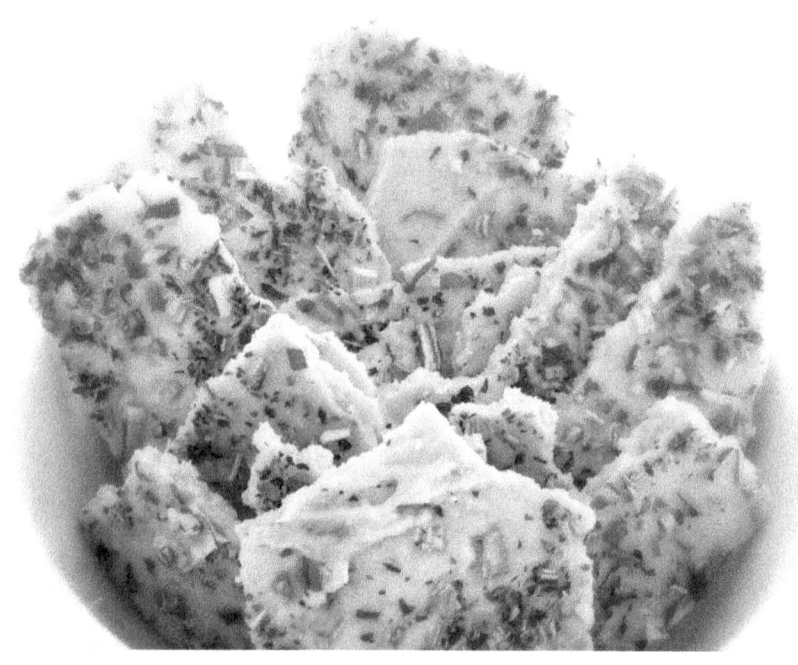

Elkészítés: 3 adag

ÖSSZETEVŐK:
- 1½ csésze tökmag
- 1 vöröshagyma apróra vágva
- ½ csésze lenmag, 1 csésze vízben 4 órán át áztatva

UTASÍTÁS:
a) Konyhai robotgépben a tökmagot apróra vágjuk.
b) Belekeverjük a lenhagymát és a lilahagymát.
c) Sütőpapírra vékony és egyenletes rétegben szétterítjük.
d) 10 órán keresztül szárítsa, majd 5 óra múlva fordítsa meg.
e) Keksz méretű kockákra vágjuk.

32. Sárga karfiol, borssaláta

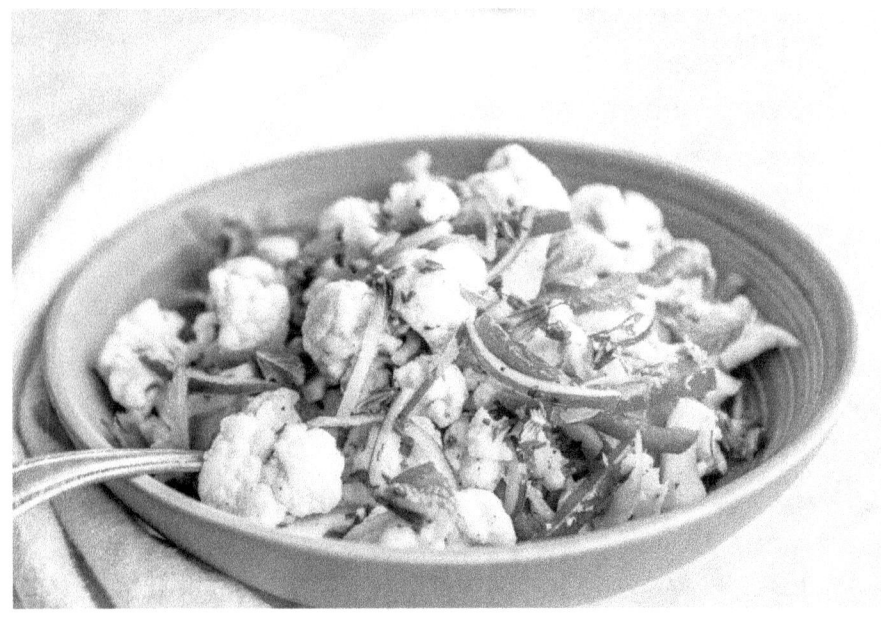

Elkészítése: 2 adag

ÖSSZETEVŐK:
- egy csipet só
- 2 evőkanál curry
- 1 sárga kaliforniai paprika
- 1 fej karfiol rózsákra vágva
- 1 evőkanál olívaolaj
- 2 teáskanál limelé
- $1\frac{1}{4}$ uncia borsóhajtás
- $\frac{3}{4}$ csésze napraforgómag
- 1 avokádó

UTASÍTÁS:
a) Aprítógépben a pulzáló karfiolt apróra vágjuk.
b) Hozzáadjuk a lime levét, a sót, az olívaolajat és a curryt, és jól összedolgozzuk.
c) Tedd egy tálba.
d) Vágja fel a paprikát kockákra, és keverje össze a karfiollal, a borsóhajtással és a napraforgószemekkel.
e) Tálaljuk avokádó szeletekkel.

33. Fűszeres tűzhelypattogatott kukorica

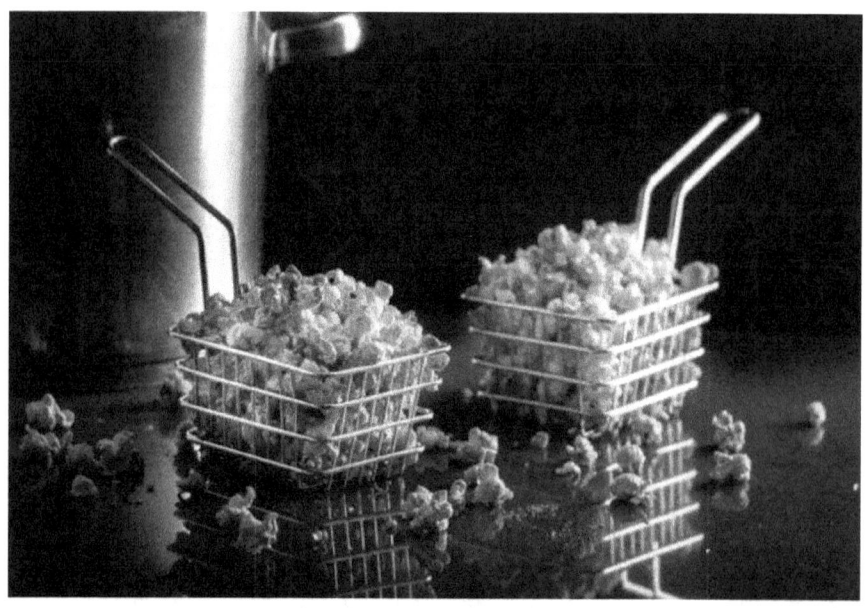

Készítmény: 10 adag

ÖSSZETEVŐK:

- 1 evőkanál olaj
- 1 teáskanál garam masala
- ½ csésze nyers pattogatott kukoricaszem
- 1 teáskanál durva tengeri só

UTASÍTÁS:

a) Melegítsük fel az olajat egy mély, nehéz serpenyőben közepes lángon.
b) Keverjük hozzá a pattogatott kukoricaszemeket.
c) Pároljuk 7 percig lefedve.
d) Kapcsolja le a hőt, és fedővel hagyja a pattogatott kukoricát 3 percig állni.
e) Adjunk hozzá sót és masalát ízlés szerint.

34. Masala Papad

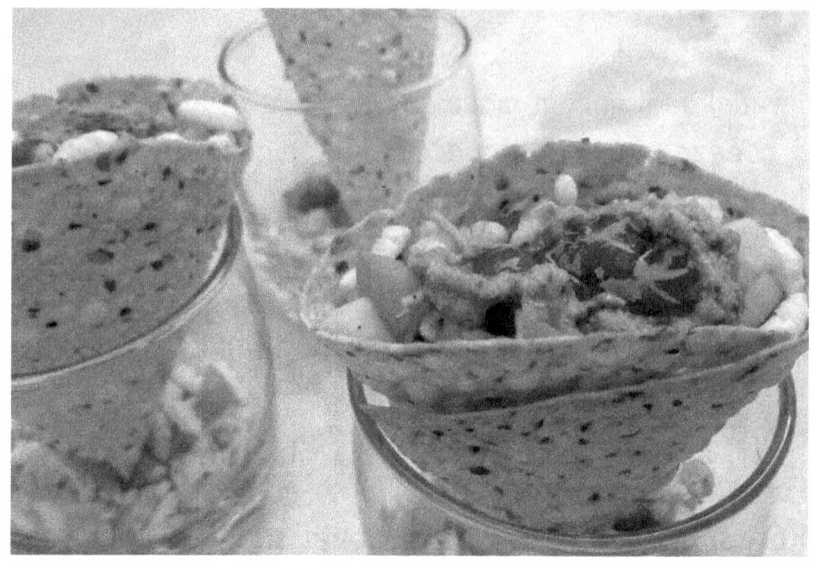

Készítmények: 6-10 ostya

ÖSSZETEVŐK:
- 1 vöröshagyma, meghámozva és apróra vágva
- 2 paradicsom, felkockázva
- 1 teáskanál Chaat Masala
- 1 csomag bolti papad
- 1 zöld thai chili, szárát eltávolítva, finomra szeletelve
- Piros chili por vagy cayenne ízlés szerint
- 2 evőkanál olaj

UTASÍTÁS:
a) Fogó segítségével melegítsen fel egy-egy padot a főzőlapon.
b) Helyezze a papadokat egy tálcára.
c) Enyhén kenje meg mindegyik padot olajjal.
d) Keverje össze a hagymát, a paradicsomot és a chilit egy tálban.
e) Helyezzen 2 evőkanál hagymás keveréket mindegyik papad tetejére.
f) Mindegyik papadot megszórjuk chaat masala-val és vörös chili porral.

35. Pörkölt Masala dió

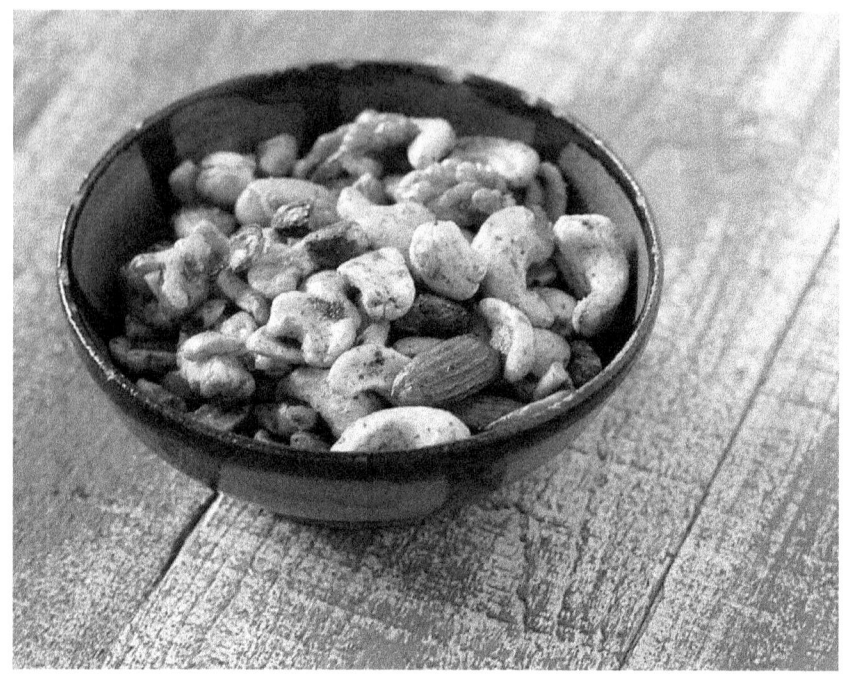

Elkészítés: 4 adag

ÖSSZETEVŐK:
- 2 csésze nyers mandula
- 1 evőkanál garam masala
- 2 csésze nyers kesudió
- 1 teáskanál durva tengeri só
- $\frac{1}{4}$ csésze arany mazsola
- 1 evőkanál olaj

UTASÍTÁS:
a) Melegítsük elő a sütőt 425 °F-ra úgy, hogy a sütőrácsot a felső pozícióban helyezzük el.
b) Egy nagy keverőtálban keverje össze az összes hozzávalót a mazsola kivételével, és addig keverje, amíg a dió egyenletesen bevonat nem lesz.
c) Helyezze a diós keveréket egy rétegben az előkészített tepsire.
d) 10 percig sütjük, félidőben óvatosan kevergetve.
e) A mazsola hozzáadása után hagyja a keveréket legalább 20 percig hűlni.

36. Chai-fűszeres pörkölt mandula és kesudió

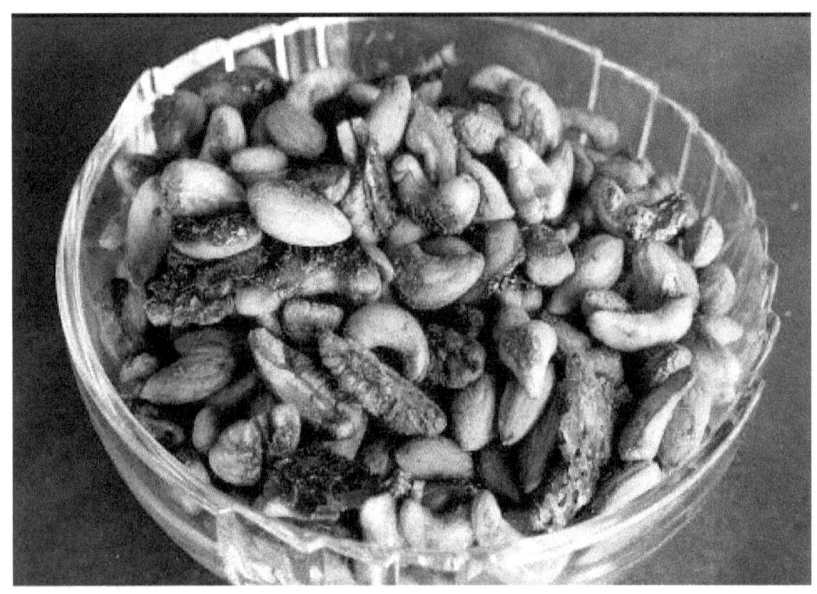

Elkészítés: 4 adag

ÖSSZETEVŐK:

- 2 csésze nyers mandula
- ½ teáskanál durva tengeri só
- 1 evőkanál Chai Masala
- 2 csésze nyers kesudió
- 1 evőkanál fahéj vagy barna cukor
- 1 evőkanál olaj

UTASÍTÁS:

a) Melegítsük elő a sütőt 425 °F-ra úgy, hogy a sütőrácsot a felső pozícióban helyezzük el.
b) Keverje össze az összes hozzávalót egy keverőtálban.
c) Helyezze a diós keveréket egy rétegben az előkészített tepsire.
d) 10 percig sütjük, félidőben kevergetve.
e) 20 percre félretesszük hűlni.

37. Fűszeres csicseriborsópopper

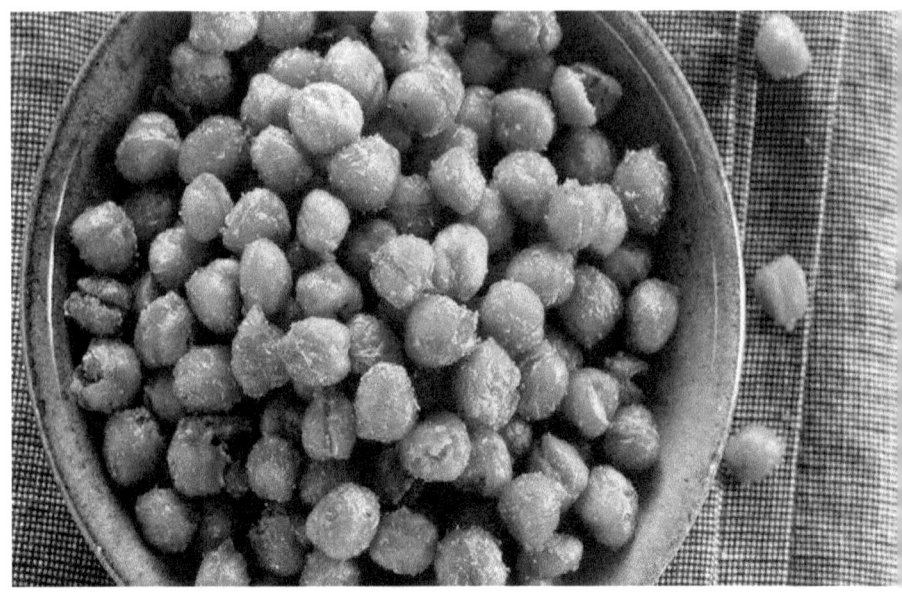

Elkészítés: 4 adag

ÖSSZETEVŐK:

- 2 evőkanál olaj
- 1 evőkanál garam masala
- 2 teáskanál durva tengeri só
- 4 csésze főtt csicseriborsó, leöblítve és lecsepegtetve
- 1 teáskanál piros chili por

UTASÍTÁS:

a) Melegítsük elő a sütőt 425 °F-ra úgy, hogy a sütőrácsot a felső pozícióban helyezzük el.
b) Egy keverőtálban óvatosan keverjük össze az összes hozzávalót.
c) A fűszerezett csicseriborsót egy tepsire helyezzük egy rétegben.
d) 15 percig sütjük.
e) Óvatosan összekeverjük, hogy a csicseriborsó egyenletesen megfőjön, és további 10 percig főzzük.
f) 15 percre félretesszük hűlni.
g) Ízesítsük piros chili porral, cayenne borssal vagy paprikával.

38. Sült zöldség négyzetek

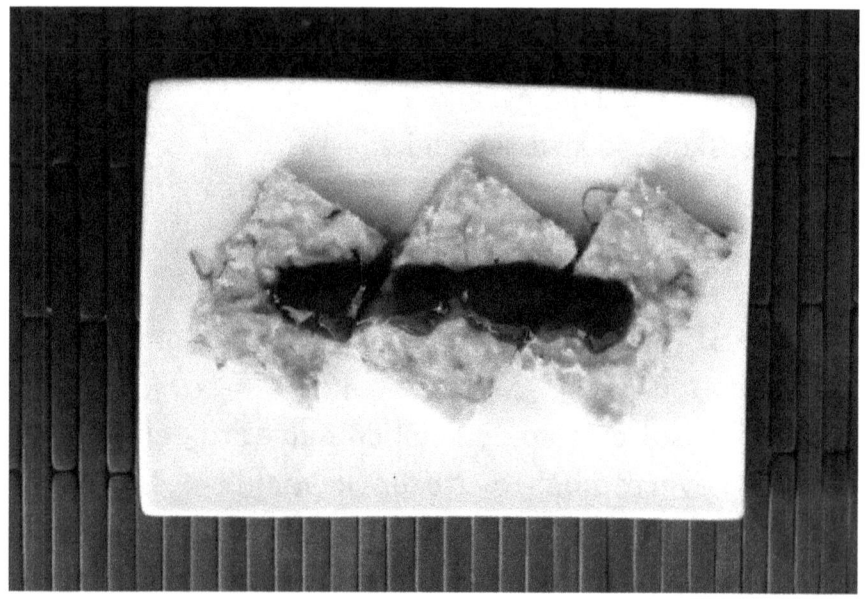

Mérete: 25 négyzet

ÖSSZETEVŐK:

- 1 csésze reszelt karfiol
- ½ sárga vagy vöröshagyma, meghámozva és felkockázva
- 2 csésze reszelt fehér káposzta
- 1 db gyömbér gyökér meghámozva és lereszelve vagy darálva
- 1 teáskanál vörös chili por vagy cayenne
- ¼ teáskanál sütőpor
- ¼ csésze olaj
- 1 csésze reszelt cukkini
- 4 zöld thai, serrano vagy cayenne chili apróra vágva
- ¼ csésze darált friss koriander
- ½ burgonya, meghámozva és lereszelve
- 3 csésze gramm liszt
- ½ 12 uncia csomag selymes tofu
- 1 evőkanál durva tengeri só
- 1 teáskanál kurkuma por

UTASÍTÁS:

a) Melegítse elő a sütőt 350 Fahrenheit-fokra.

b) Egy négyzet alakú tepsit előmelegítünk.

c) Keverje össze a káposztát, a karfiolt, a cukkinit, a burgonyát, a hagymát, a gyömbérgyökeret, a chilit és a koriandert egy keverőtálban.

d) Lassan keverje hozzá a gramm lisztet, amíg jól össze nem áll.

e) A tofut robotgépben simára turmixoljuk.
f) A zöldségkeverékhez adjuk hozzá a kikevert tofut, sót, kurkumát, vörös chili port, sütőport és olajat. Keverd össze.
g) Öntse a keveréket az előkészített tepsibe.
h) 50 percig sütjük.
i) Hagyja hűlni 10 percig, mielőtt négyzetekre vágja.
j) Tálaljuk kedvenc chutney-val.

39. Fűszeres édesburgonyás pogácsák

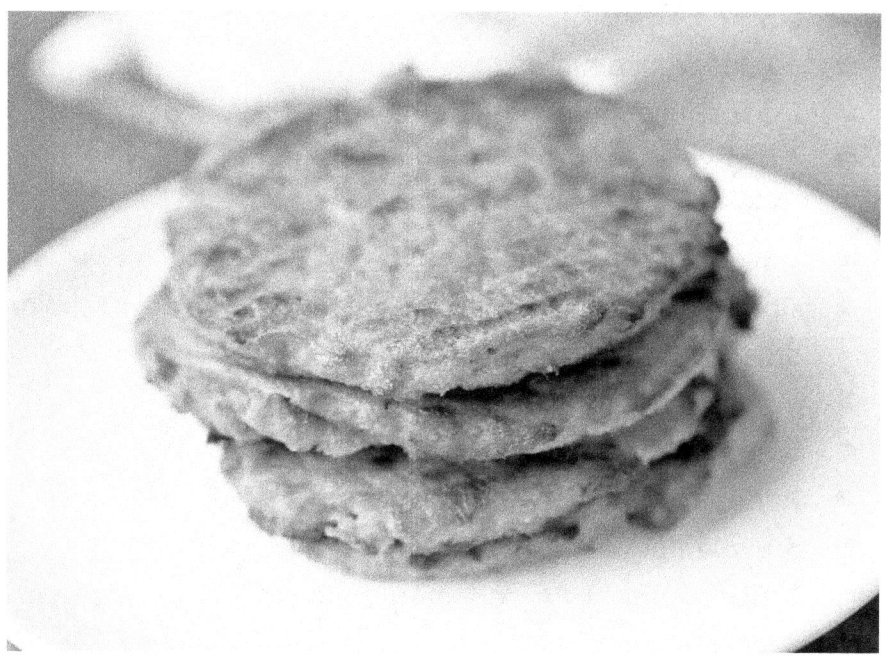

Készítmény: 10 pogácsa

ÖSSZETEVŐK:

- ½ csésze gramm liszt
- 1 édesburgonya, meghámozva és felkockázva
- ½ sárga vagy vöröshagyma, meghámozva és apróra vágva
- 1 evőkanál citromlé
- Apróra vágott friss petrezselyem vagy koriander, díszítéshez
- 1 teáskanál kurkuma por
- 1 teáskanál őrölt koriander
- 1 teáskanál garam masala
- 3 evőkanál olaj, osztva
- 1 db gyömbérgyökér meghámozva és lereszelve vagy darálva
- 1 teáskanál köménymag
- 1 teáskanál vörös chili por vagy cayenne
- 1 csésze borsó, frissen vagy fagyasztva
- 1 zöld thai, serrano vagy cayenne chili apróra vágva
- 1 teáskanál durva tengeri só

UTASÍTÁS:

a) Pároljuk a burgonyát 7 percig, vagy amíg puha nem lesz.
b) Burgonyanyomóval finoman összetörjük.
c) Melegítsünk fel 2 evőkanál olajat egy sekély serpenyőben közepes lángon.
d) Adjuk hozzá a köményt, és főzzük 30 másodpercig, vagy amíg megpuhul.

e) Adjuk hozzá a hagymát, a gyömbér gyökerét, a kurkumát, a koriandert, a garam masala-t és a vörös chili port.
f) Főzzük további 3 percig, vagy puhára.
g) Hagyja lehűlni a keveréket.
h) Ha a keverék kihűlt, adjuk hozzá a burgonyához, a borsóval, zöld chilivel, sóval, grammliszttel és citromlével együtt.
i) Keverjük össze alaposan a kezünkkel.
j) A keverékből pogácsákat formázunk, és sütőpapíros tepsire helyezzük.
k) A maradék 1 evőkanál olajat egy erős serpenyőben közepes lángon felhevítjük.
l) A pogácsákat oldalanként 3 percig sütjük adagonként.
m) Friss petrezselyemmel vagy korianderrel díszítve tálaljuk.

FŐÉTEL: ZÖLDSÉG

40. Fűszeres tofu és paradicsom

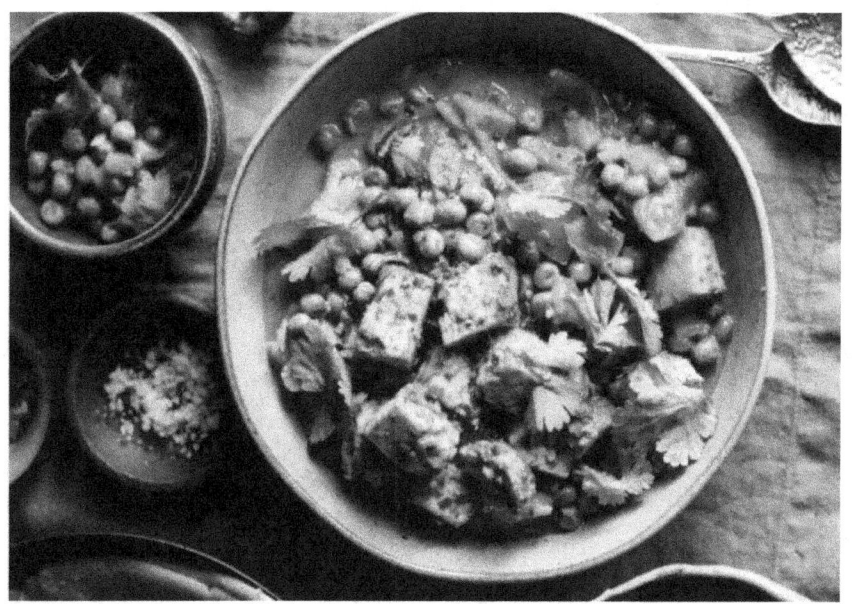

Elkészítés: 4 adag

ÖSSZETEVŐK:

- 2 evőkanál olaj
- 1 evőkanál köménymag
- 1 teáskanál kurkuma por
- 1 vörös vagy sárga hagyma, meghámozva és felaprítva
- 1 db gyömbérgyökér meghámozva és lereszelve vagy darálva
- 6 gerezd fokhagyma meghámozva és lereszelve vagy darálva
- 2 paradicsom meghámozva és apróra vágva
- 4 zöld thai, serrano vagy cayenne chili apróra vágva
- 1 evőkanál paradicsompüré
- Két 14 uncia csomag extra kemény bio tofu, sütve és kockára vágva
- 1 evőkanál garam masala
- 1 evőkanál szárított görögszéna levél, kézzel enyhén összetörve, hogy felszabaduljon az íze
- 1 csésze víz
- 2 teáskanál durva tengeri só
- 1 teáskanál vörös chili por vagy cayenne
- 2 zöld kaliforniai paprika kimagozva és felkockázva

UTASÍTÁS:

a) Melegítsük fel az olajat egy nehéz serpenyőben közepes lángon.
b) Adjuk hozzá a köményt és a kurkumát.

c) 30 másodpercig főzzük, vagy addig, amíg a magok fel nem ropogósak.
d) Adjuk hozzá a hagymát, a gyömbér gyökerét és a fokhagymát.
e) Időnként megkeverve főzzük 2-3 percig, vagy amíg enyhén megpirul.
f) Adja hozzá a paradicsomot, a chilit, a paradicsompürét, a garam masala-t, a görögszénát, a vizet, a sót és a vörös chiliport.
g) Pároljuk fedő nélkül 8 percig.
h) A kaliforniai paprika hozzáadása után további 2 percig főzzük.
i) Óvatosan forgasd bele a tofut.
j) Főzzük további 2 percig, vagy amíg teljesen fel nem melegszik.

41. Köményes burgonyahas

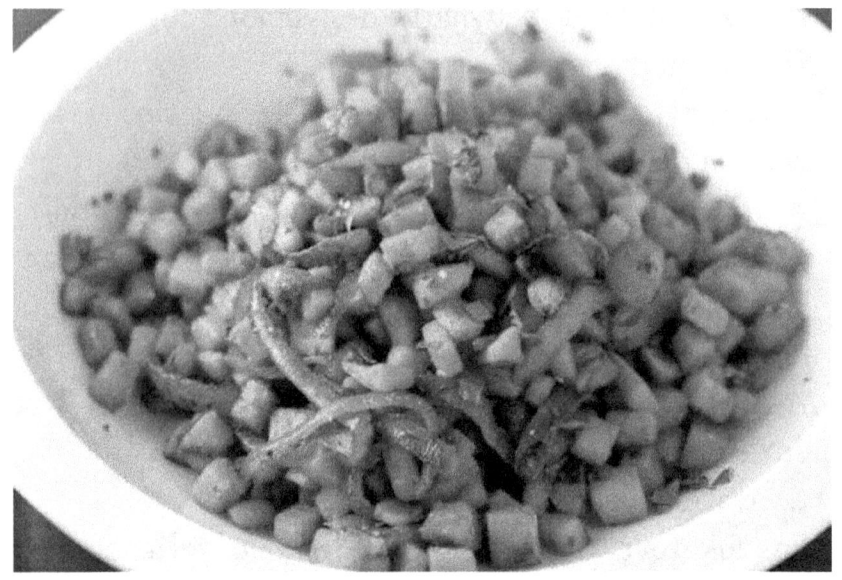

Elkészítés: 4 adag

ÖSSZETEVŐK:
- 1 evőkanál köménymag
- 1 evőkanál olaj
- ½ teáskanál mangópor
- 1 zöld thai, serrano vagy cayenne chili, szárát eltávolítva, vékonyra szeletelve
- ¼ csésze darált friss koriander, darált
- 1 hagyma, meghámozva és felkockázva
- ½ teáskanál asafoetida
- ½ teáskanál kurkuma por
- 1 darab gyömbér gyökér meghámozva és reszelve vagy darálva
- ½ citrom leve
- 3 főtt burgonya, meghámozva és felkockázva
- 1 teáskanál durva tengeri só

UTASÍTÁS:
a) Melegítsük fel az olajat egy mély, nehéz serpenyőben közepes lángon.
b) Adjuk hozzá a köményt, az asafoetidát, a kurkumát és a mangóport.
c) 30 másodpercig főzzük, vagy addig, amíg a magok fel nem roppannak.
d) Adjuk hozzá a hagymát és a gyömbér gyökerét, és főzzük még egy percig, folyamatosan kevergetve, hogy ne ragadjon.
e) Adjuk hozzá a burgonyát és a sót.

f) Addig főzzük, amíg a burgonya teljesen fel nem melegszik.
g) A tetejét csilivel, korianderrel és citromlével díszítjük.
h) Rotival vagy naannal tálaljuk, vagy besan poorába vagy dosába forgatva.

42. Mustármagos burgonyahas

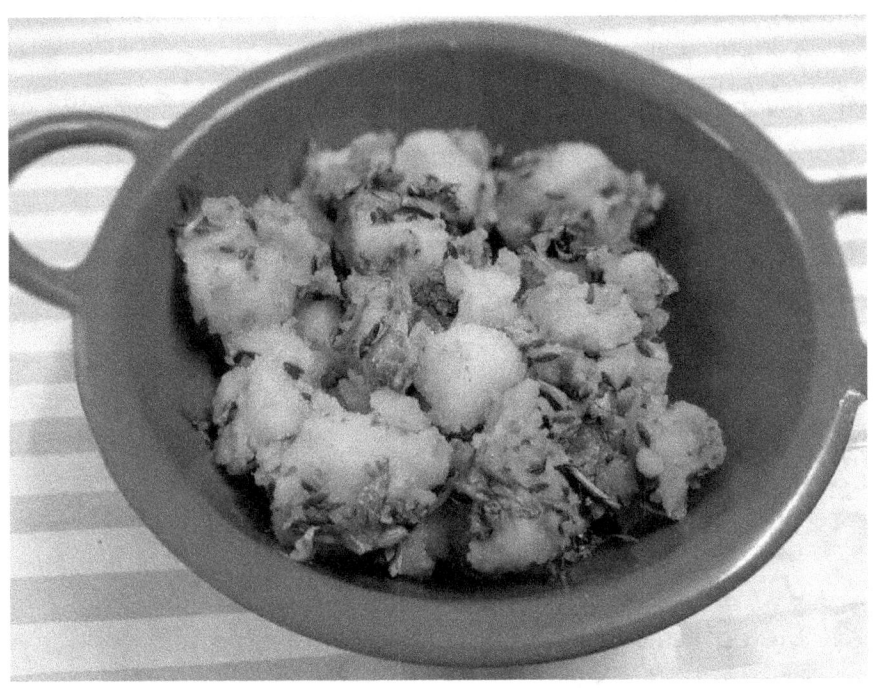

Elkészítés: 4 adag

ÖSSZETEVŐK:

- 1 evőkanál olaj
- 1 sárga vagy lilahagyma, meghámozva és felkockázva
- 3 főtt burgonya, meghámozva és felkockázva
- 1 teáskanál kurkuma por
- 1 zöld thai, serrano vagy cayenne chili, szárát eltávolítva, vékonyra szeletelve
- 1 teáskanál fekete mustármag
- 1 evőkanál osztott gramm, forrásban lévő vízbe áztatva
- 10 curry levél durvára vágva
- 1 teáskanál durva fehér só

UTASÍTÁS:

a) Melegítsük fel az olajat egy mély, nehéz serpenyőben közepes lángon.
b) Adjuk hozzá a kurkumát, a mustárt, a curry leveleket és a lecsepegtetett osztott grammot.
c) 30 másodpercig főzzük, folyamatosan kevergetve, hogy ne ragadjon le.
d) Belekeverjük a hagymát.
e) 2 percig főzzük, vagy amíg kissé megpirul.
f) Adjuk hozzá a burgonyát, a sót és a chilit.
g) Főzzük további 2 percig.
h) Rotival vagy naannal tálaljuk, vagy besan poorába vagy dosába forgatva.

43. Gyógyító P ea és Fehér káposzta

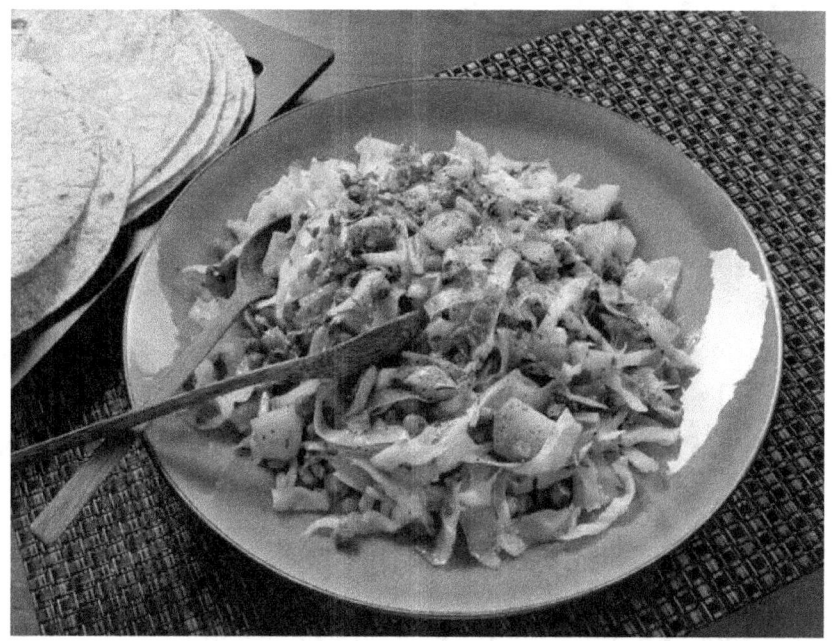

Kiszerelés: 7 csésze

ÖSSZETEVŐK:

- 1 evőkanál köménymag
- 1 teáskanál kurkuma por
- 1 csésze borsó, frissen vagy fagyasztva
- 1 burgonya, meghámozva és felkockázva
- 1 teáskanál őrölt koriander
- 1 teáskanál őrölt kömény
- ½ sárga vagy vöröshagyma, meghámozva és felkockázva
- 3 evőkanál olaj
- 1 darab gyömbér gyökér meghámozva és reszelve vagy darálva
- 6 gerezd fokhagyma, meghámozva és felaprítva
- 1 fej fehér káposzta, finomra aprítva
- ½ teáskanál vörös chili por vagy cayenne
- 1½ teáskanál tengeri só
- 1 zöld thai, serrano vagy cayenne chili, szárát eltávolítva, apróra vágva
- 1 teáskanál őrölt fekete bors

UTASÍTÁS:

a) Keverje össze az összes hozzávalót, és forralja 4 órán át.

44. Káposzta mustármaggal és kókuszdióval

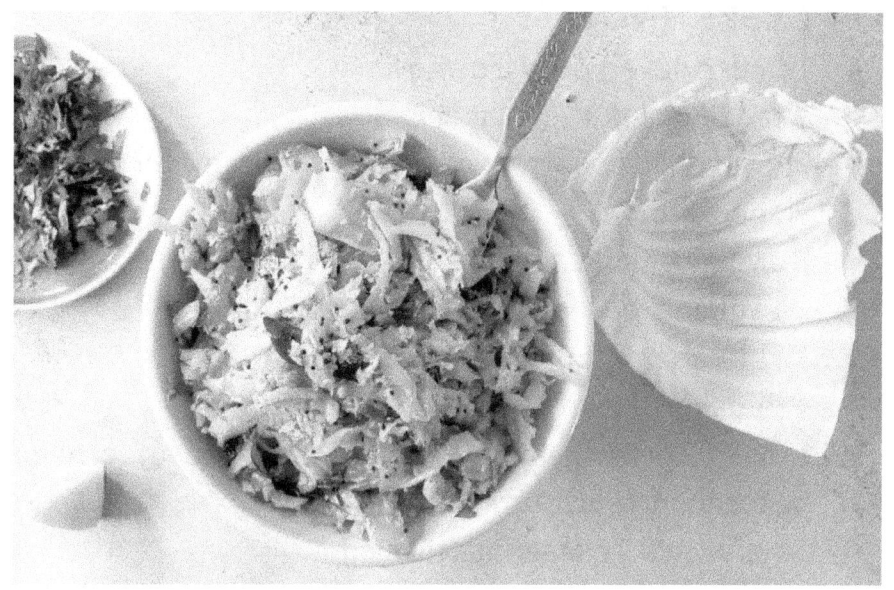

Kiszerelés: 6 adag

ÖSSZETEVŐK:

- 12 currylevél, durvára vágva
- 1 teáskanál durva tengeri só
- 2 evőkanál egész, bőrös feketelencse, forrásban lévő vízbe áztatva
- 2 evőkanál kókuszolaj
- 2 evőkanál cukrozatlan kókuszreszelék
- 1 fej fehér káposzta apróra vágva
- ½ teáskanál asafoetida
- 1 thai, serrano vagy cayenne chili, szárát eltávolítva, hosszában felszeletelve
- 1 teáskanál fekete mustármag

UTASÍTÁS:

a) Melegítsük fel az olajat egy mély, nehéz serpenyőben közepes lángon.
b) Adjuk hozzá az asafoetidát, a mustárt, a lencsét, a curryleveleket és a kókuszt.
c) Melegítse 30 másodpercig, vagy amíg a magok ki nem pattannak.
d) Kerülje a curry levelek vagy a kókusz megégését.
e) Mivel a magok kihullhatnak, tartsa a közelben fedőt.
f) Adjuk hozzá a káposztát és a sót.
g) Főzzük 2 percig, gyakran kevergetve, amíg a káposzta megfonnyad.
h) Belekeverjük a chilit.

i) Azonnal tálaljuk, akár melegen, akár hidegen, rotival vagy naannal.

45. Szemes bab burgonyával

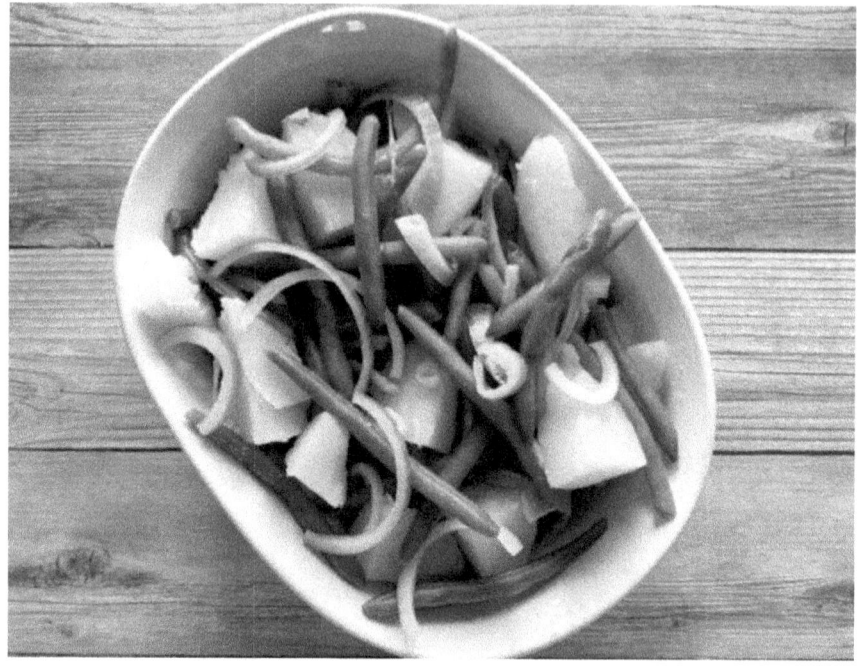

Elkészítés: 5 adag

ÖSSZETEVŐK:

- 1 teáskanál köménymag
- 1 burgonya, meghámozva és felkockázva
- $\frac{1}{4}$ csésze víz
- $\frac{1}{2}$ teáskanál kurkuma por
- 1 vörös vagy sárga hagyma, meghámozva és felkockázva
- 1 darab gyömbér gyökér meghámozva és reszelve vagy darálva
- 3 gerezd fokhagyma, meghámozva és lereszelve vagy darálva
- 4 csésze apróra vágott bab
- 1 evőkanál olaj
- 1 thai, serrano vagy cayenne chili apróra vágva
- 1 teáskanál durva tengeri só
- 1 teáskanál vörös chili por vagy cayenne

UTASÍTÁS:

a) Melegítsük fel az olajat egy nehéz, mély serpenyőben közepes lángon.
b) Adjuk hozzá a köményt és a kurkumát, és főzzük 30 másodpercig, vagy amíg a magok megpuhulnak.
c) Adjuk hozzá a hagymát, a gyömbér gyökerét és a fokhagymát.
d) 2 percig, vagy enyhén barnára sütjük.
e) Hozzáadjuk a burgonyát, és folyamatos kevergetés mellett további 2 percig főzzük.
f) Adjunk hozzá vizet, hogy ne ragadjon.
g) Belekeverjük a babszemeket.

h) Időnként megkeverve főzzük 2 percig.
i) Adja hozzá a chilit, a sót és a vörös chili port egy keverőtálba.
j) 15 percig pároljuk lefedve, amíg a bab és a burgonya megpuhul.

46. Padlizsán burgonyával

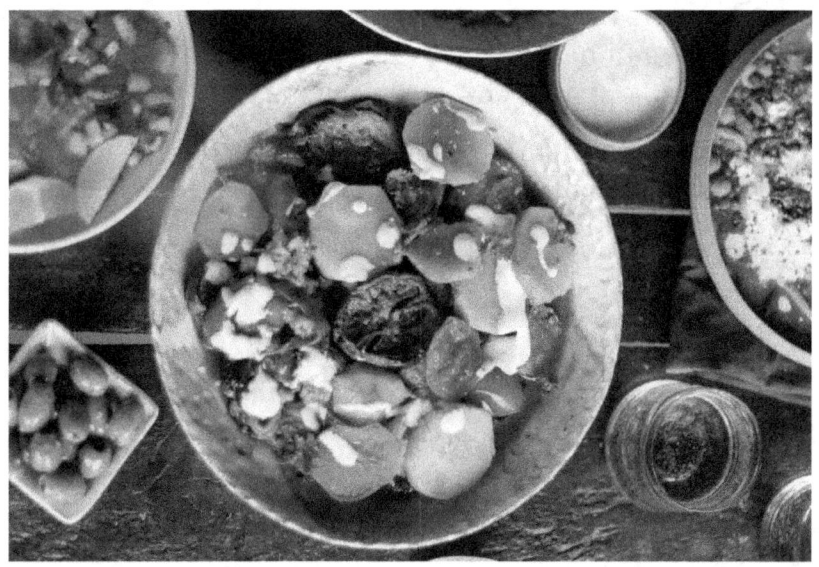

Kiszerelés: 6 adag

ÖSSZETEVŐK:
- 2 evőkanál olaj
- ½ teáskanál asafoetida
- 2 teáskanál durva tengeri só
- 1 paradicsom, durvára vágva
- 4 padlizsán bőrrel, durvára vágva, fás végekkel együtt
- 1 evőkanál őrölt koriander
- 2 thai, serrano vagy cayenne chili apróra vágva
- 1 teáskanál köménymag
- ½ teáskanál kurkuma por
- 1 db gyömbérgyökér, meghámozva és hosszú gyufaszálra vágva
- 4 gerezd fokhagyma, meghámozva és durvára vágva
- 1 evőkanál garam masala
- 1 burgonya megfőzve, meghámozva és durvára vágva
- 1 hagyma, meghámozva és durvára vágva
- 1 teáskanál vörös chili por vagy cayenne
- 2 evőkanál apróra vágott friss koriander, díszítéshez

UTASÍTÁS:
a) Melegítsük fel az olajat egy mély, nehéz serpenyőben közepes lángon.
b) Adjuk hozzá az asafoetidát, a köményt és a kurkumát.
c) 30 másodpercig főzzük, vagy addig, amíg a magok fel nem ropogósak.
d) Adjuk hozzá a gyömbér gyökerét és a fokhagymát.

e) Főzzük további 2 percig, vagy amíg a hagyma és a chili enyhén megbarnul.
f) A paradicsom hozzáadása után 2 percig főzzük.
g) Belekeverjük a padlizsánt és a burgonyát.
h) Adjuk hozzá a sót, a garam masala-t, a koriandert és a vörös chili port.
i) Pároljuk még 10 percig.
j) Rotival vagy naannal tálaljuk, korianderrel díszítve.

47. Masala kelbimbó

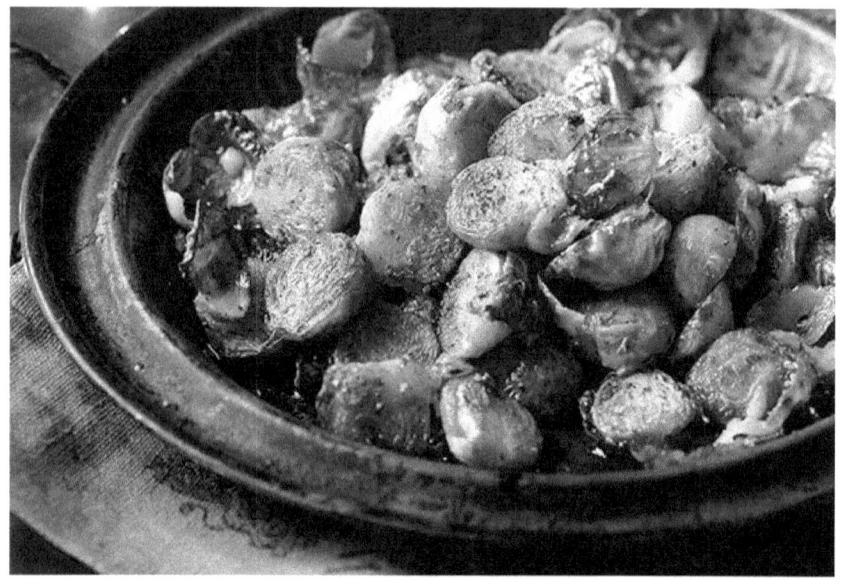

Elkészítés: 4 adag

ÖSSZETEVŐK:

- 1 evőkanál olaj
- 1 teáskanál köménymag
- 2 csésze Gila Masala
- 1 csésze víz
- 4 evőkanál kesudiókrém
- 4 csésze kelbimbó, vágva és félbevágva
- 2 thai, serrano vagy cayenne chili apróra vágva
- 2 teáskanál durva tengeri só
- 1 teáskanál garam masala
- 1 teáskanál őrölt koriander
- 1 teáskanál vörös chili por vagy cayenne
- 2 evőkanál apróra vágott friss koriander, díszítéshez

UTASÍTÁS:

a) Melegítsük fel az olajat egy mély, nehéz serpenyőben közepes lángon.
b) Adjuk hozzá a köményt, és főzzük 30 másodpercig, vagy amíg a magok megpuhulnak.
c) Adja hozzá a gyógyító paradicsomleves alaplét, a vizet, a kesudiókrémet, a kelbimbót, a chilit, a sót, a garam masala-t, a koriandert és a vörös chili port.
d) Felforral.
e) 12 percig pároljuk, amíg a kelbimbó megpuhul.
f) A tetejét korianderrel.

48. Görög karfiol

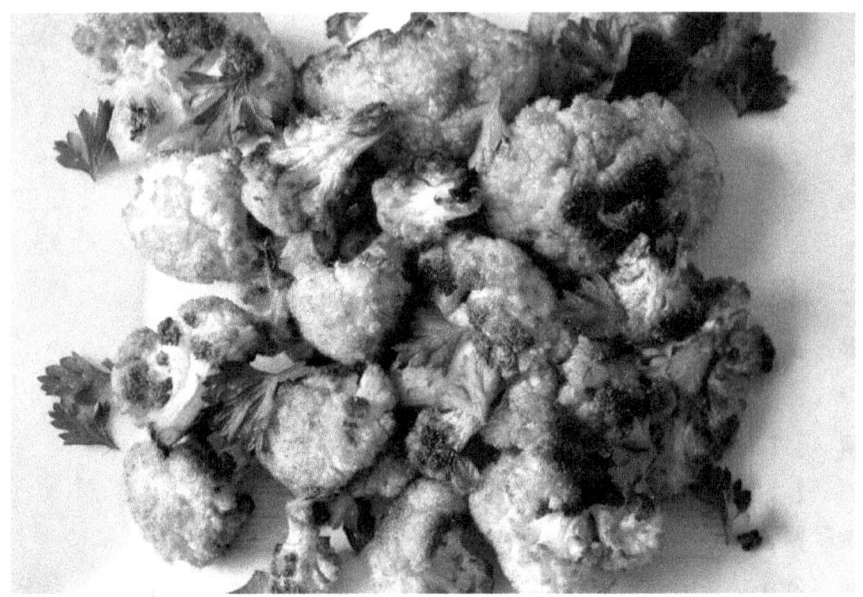

Gyártmány: 2

ÖSSZETEVŐK:

- ½ fej karfiol, falatnyi darabokra vágva
- 2 paradicsom
- 1 uborka, felkockázva
- ½ piros kaliforniai paprika, kockára vágva
- ½ csokor menta
- ½ csokor koriander
- ½ csokor bazsalikom
- ¼ csésze metélőhagyma
- 10 db fekete olajbogyó, kimagozva
- ½ doboz napraforgóhajtás, körülbelül 1,5 uncia
- 1 evőkanál olívaolaj
- ½ evőkanál limelé

UTASÍTÁS:

a) A karfiolt aprítógépben pörgetjük addig, amíg kuszkuszra nem hasonlít.
b) Keverj össze mindent egy keverőtálban, beleértve az olajbogyót és a napraforgócsírát is.
c) Meglocsoljuk olajjal és egy csipet lime-mal, majd összedolgozzuk.

49. Tejszínes cukkinis tészta

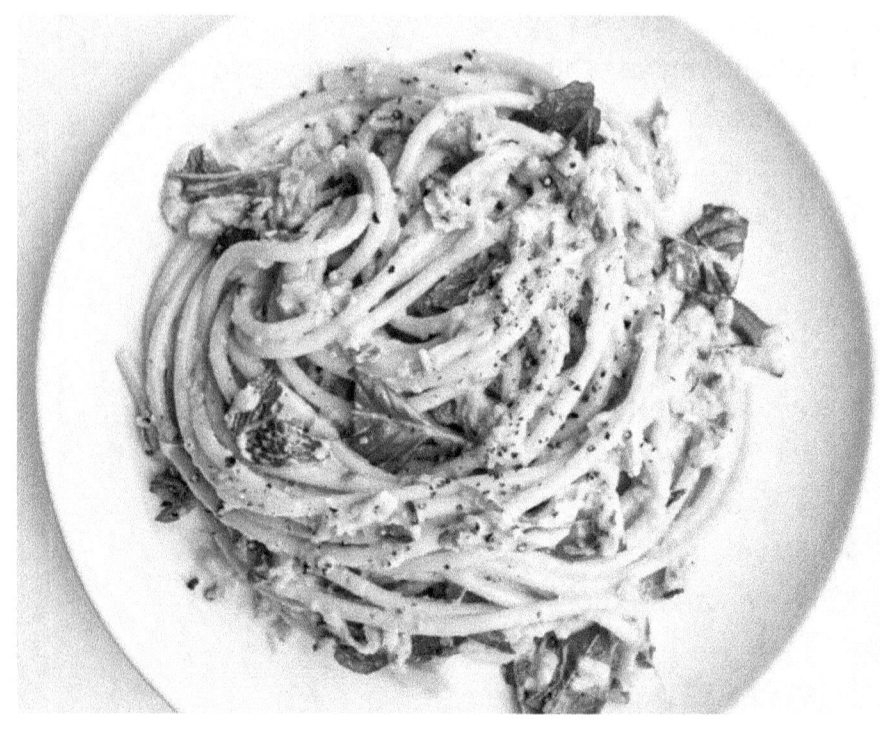

Gyártmány: 2

ÖSSZETEVŐK:
- 1 uncia csíráztatott borsó
- 1 cukkini, juliened

KRÉMES SZÓSZ:
- ½ csésze fenyőmag, őrölt
- 2 evőkanál olívaolaj
- 1 evőkanál citromlé
- 4 evőkanál vizet
- egy csipet só

UTASÍTÁS:
a) A cukkinit egy tálba tesszük és sóval ízesítjük.
b) Adjuk hozzá az őrölt fenyőmagot.
c) Hozzákeverjük az olívaolajat, a citromlevet, a vizet és egy csipet sót.
d) Addig turmixoljuk, amíg szósz nem lesz.
e) A szószt elosztjuk a cukkinivel.
f) A tetejére borsóhajtást teszünk.

50. Cukkini sütőtök pestoval

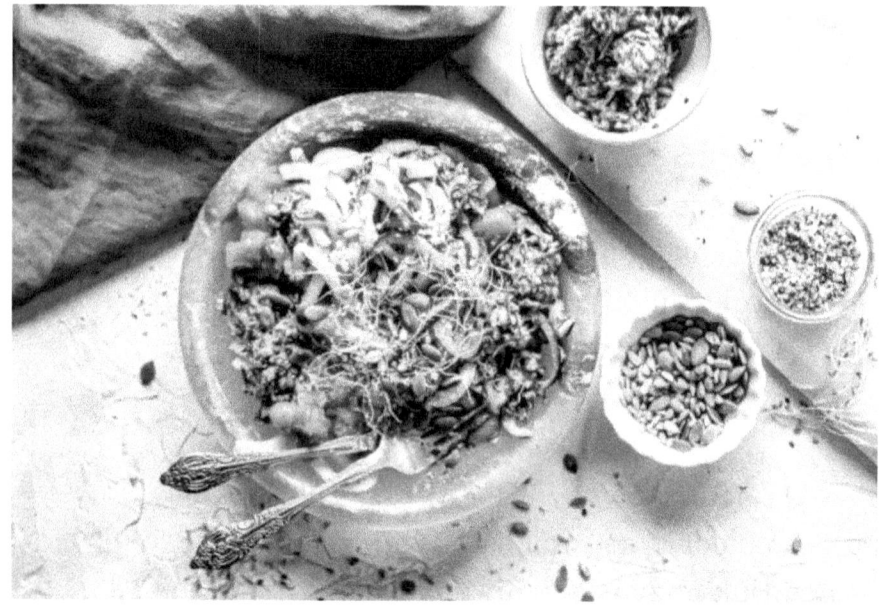

Elkészítés: 2-3 adag

ÖSSZETEVŐK:
Sütőtök PESTO:
- ½ csésze tökmag
- ⅜ csésze olívaolaj
- 1 evőkanál citromlé
- 1 csipet só
- 1 csokor bazsalikom

FELTÉTEL:
- 7 fekete olajbogyó
- 5 koktélparadicsom

UTASÍTÁS:
a) A tökmagot aprítógépben finomlisztbe verjük.
b) Az olívaolajat, a citromlevet és a sót jól összekeverjük.
c) Belekeverjük a bazsalikom leveleket.
d) Keverjük össze a cukkinit és a pestót egy keverőtálban, majd tegyük a tetejére olajbogyót és koktélparadicsomot.

51. Kapros cukkini pilaf

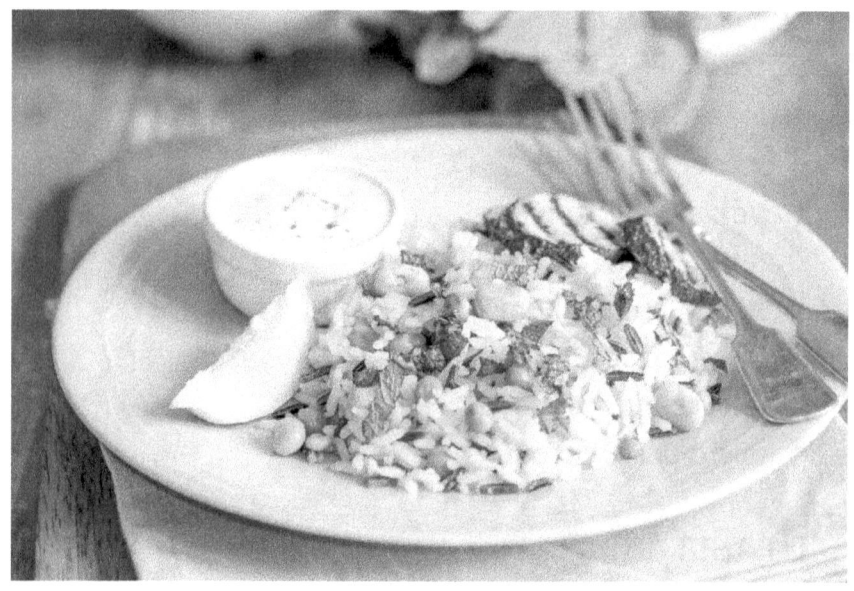

Gyártmány: 4-6

ÖSSZETEVŐK:

- $\frac{3}{4}$ csésze fehér basmati rizs, leöblítve és leszűrve
- $\frac{1}{4}$ csésze quinoa, leöblítjük és leszűrjük
- $\frac{1}{2}$ evőkanál finomra vágott gyömbér
- 2 csésze reszelt cukkini
- $\frac{1}{2}$ csésze apróra vágott kapor
- 3 evőkanál bio kókuszolaj
- 2 csésze víz
- Só ízlés szerint

UTASÍTÁS:

a) Olvasszuk fel a kókuszolajat, és pároljuk a gyömbért 15 másodpercig, amíg illatos lesz.
b) Adjuk hozzá a rizst és a quinoát, és keverjük 1 percig.
c) Adjuk hozzá a vizet, jól keverjük össze, és hagyjuk felforrni a keveréket. Adjuk hozzá a reszelt cukkinit és keverjük össze.
d) Lefedve pároljuk 10-12 percig.
e) Adjuk hozzá a kaprot és a sót ízlés szerint, óvatosan keverjük össze villával.
f) Melegen tálaljuk.

52. Kuszkusz Cremini Pilaf

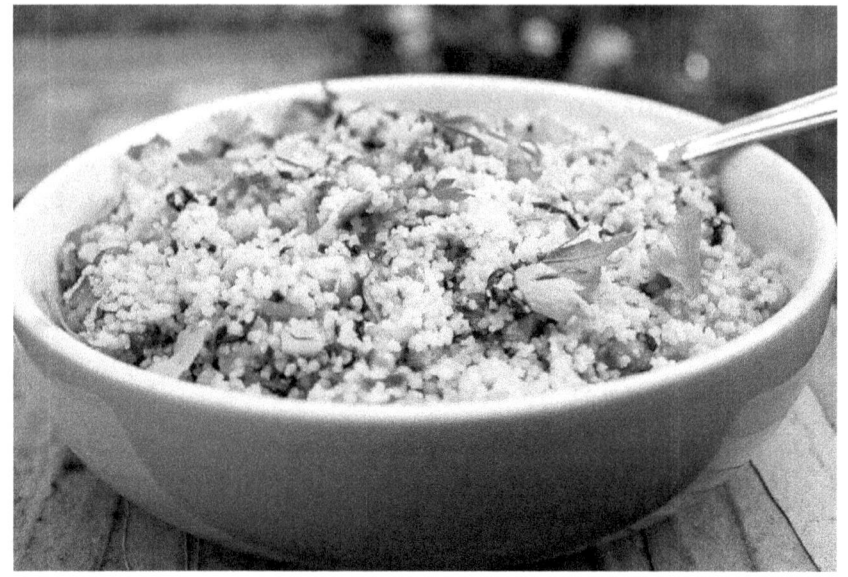

Gyártmány: 2

ÖSSZETEVŐK:
- 3 evőkanál olívaolaj, osztva
- 14 uncia cremini gomba, szeletelve
- 1 kisebb hagyma, apróra vágva
- 2 zellerszár, apróra vágva
- 1 közepes sárgarépa, apróra vágva
- $\frac{1}{4}$ csésze fehérbor
- 1 evőkanál forró szósz
- $\frac{1}{2}$ teáskanál őrölt koriander
- $\frac{1}{2}$ teáskanál őrölt kömény
- $\frac{1}{2}$ teáskanál hagymapor
- 1 csésze száraz kuszkusz
- 2 csésze zöldségleves
- $\frac{1}{2}$ teáskanál só
- $\frac{1}{4}$ teáskanál bors
- $\frac{3}{4}$ csésze fagyasztott borsó
- 1 evőkanál friss petrezselyem, apróra vágva

UTASÍTÁS:
a) Egy nagy serpenyőben melegíts fel 1 evőkanál olívaolajat közepesen magas lángon.
b) Adjuk hozzá a felszeletelt gombát, és pirítsuk, amíg el nem kezdenek barnulni, körülbelül 3-5 percig.
c) Vegyük ki a serpenyőből és tegyük félre.
d) Ugyanabban a serpenyőben adjuk hozzá a maradék olívaolajat, az apróra vágott hagymát, a zellert és a sárgarépát.

e) 3-5 percig főzzük, amíg a hagyma áttetsző lesz, és a zeller megpuhul.
f) Adjuk hozzá a koriandert, a köményt és a hagymát, és keverjük hozzá a fehérbort.
g) Hozzáadjuk a kuszkusz- és zöldségalaplét, sózzuk, borsozzuk, és jól elkeverjük.
h) Vegyük le a hőt, és főzzük körülbelül 7 percig.
i) Adjuk hozzá a forró mártást és a fagyasztott borsót, és főzzük további 3 percig.
j) Belekeverjük a gombát.
k) Díszítsük friss petrezselyemmel, és melegen tálaljuk.

53. Gyógyító spárga rizottó

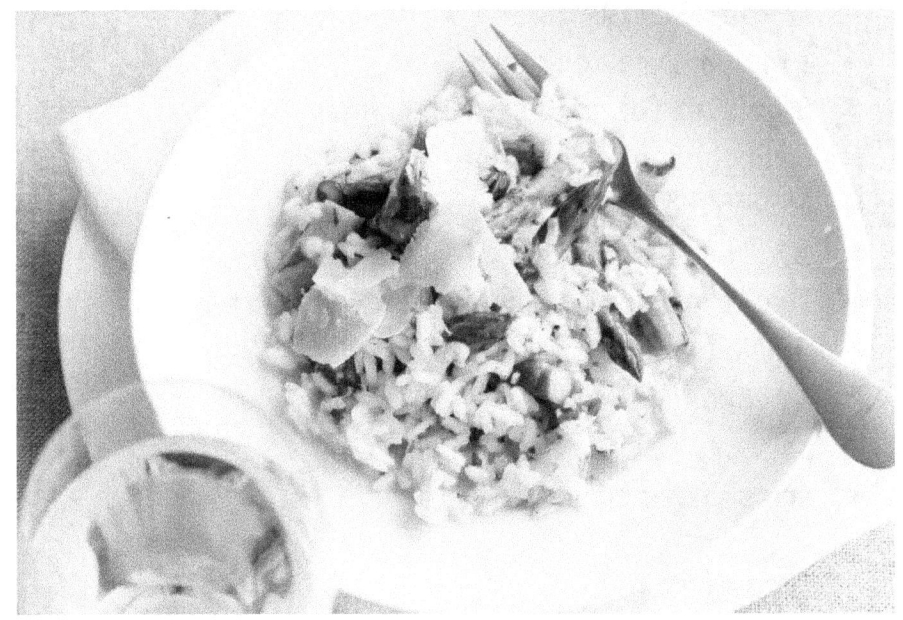

Gyártmány: 2

ÖSSZETEVŐK:
- 1 hagyma, felkockázva
- 3 gerezd fokhagyma, felkockázva
- 1 sárgarépa, lereszelve
- Növényi állomány
- 10 db spárga, vágva
- 1 csésze borsó, frissen vagy fagyasztva
- 250 g arborio rizs
- 1 evőkanál olívaolaj
- só, bors ízlés szerint
- friss fűszernövények

UTASÍTÁS:
a) Egy lábosban forraljuk fel a zöldséglevest enyhén lassú tűzön.
b) Egy széles aljú serpenyőben közepes lángon hevíts fel olívaolajat.
c) Helyezzük a spárga tetejére, és enyhén kevergetve pirítsuk őket 2 percig.
d) Kivesszük a serpenyőből, majd ugyanabba a serpenyőbe, hozzáadjuk az apróra vágott hagymát, és aranybarnára és áttetszőre pirítjuk.
e) Adjuk hozzá a fokhagymát és a sárgarépát, pároljuk egy-két percig, majd adjuk hozzá a rizst és a spárgadarabokat, és jól keverjük össze.
f) Egy-két perc múlva felöntjük a zöldségalaplével, és hagyjuk, hogy a rizs magába szívja a folyadékot.

g) Kaparja le a serpenyő alját, hogy ne legyen maradék, és jól keverje össze a rizst a folyadékban.
h) Csökkentse a lángot, és hagyja, hogy a rizottó pároljon, és főzzük.
i) Pár percenként keverjük meg, és adjunk hozzá még folyadékot, ha szükséges.
j) Főzzük még körülbelül 10 percig a rizst, amíg a rizs majdnem megfőtt, majd keverjük hozzá a borsót.
k) A friss borsónak csak néhány percre van szüksége a főzéshez.
l) Ezen a ponton a rizottója majdnem megfőtt.
m) Ízlés szerint sóval, borssal és apróra vágott friss fűszernövényekkel ízesítjük.
n) Forrón tálaljuk, spárga tetejével, néhány friss fűszernövénnyel és néhány csepp olívaolajjal megkenve.

54. Bulgur sütőtök szósszal

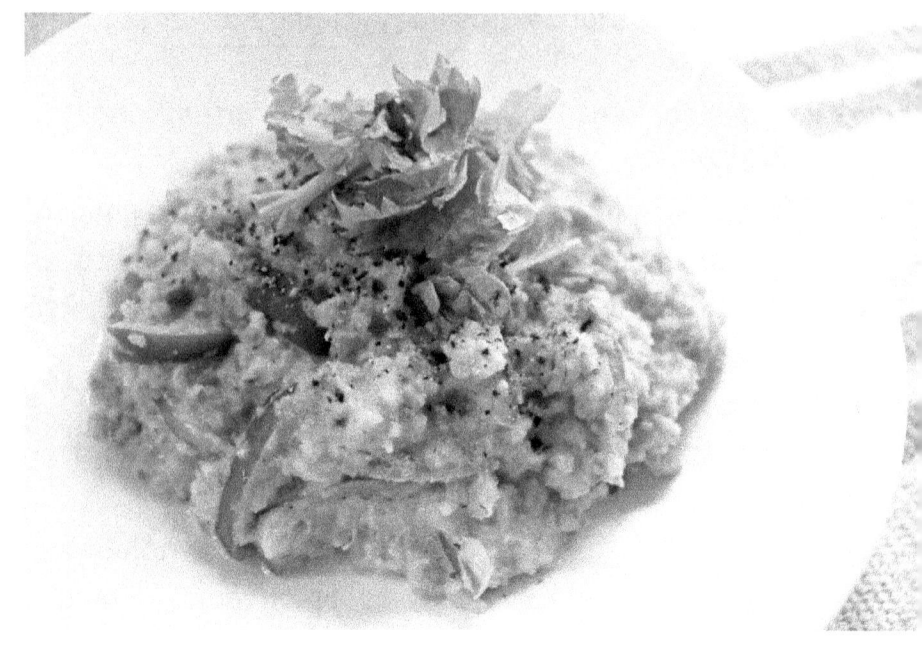

Elkészítése: 1 adag

ÖSSZETEVŐK:
A BULGUR SZÁMÁRA
- 1,5 csésze bulgur, beáztatva
- ¼ csésze zöld kaliforniai paprika, vékonyra vágva
- ¼ csésze apróra vágott zellerlevél

A TÖKSZÓSZHOZ:
- ½ csésze párolt sütőtök
- 3 púpozott teáskanál darabos főtt zabpehely
- 1 púpozott evőkanál tápláló élesztő
- 2 evőkanál krémes vegán tahini
- 1,5 evőkanál citromlé
- ¼ teáskanál só

UTASÍTÁS:
a) Tegye a szósz összes összetevőjét turmixgépbe vagy konyhai robotgépbe.
b) Adjuk hozzá a szószt a bulgarhoz, és keverjük hozzá a kaliforniai paprikát és a zellerleveleket.
c) A tetejére frissen tört fekete borsot teszünk.

FŐÉTEL: HÜVELYES ÉS GABONA

55. Hüvelyes utcai saláta

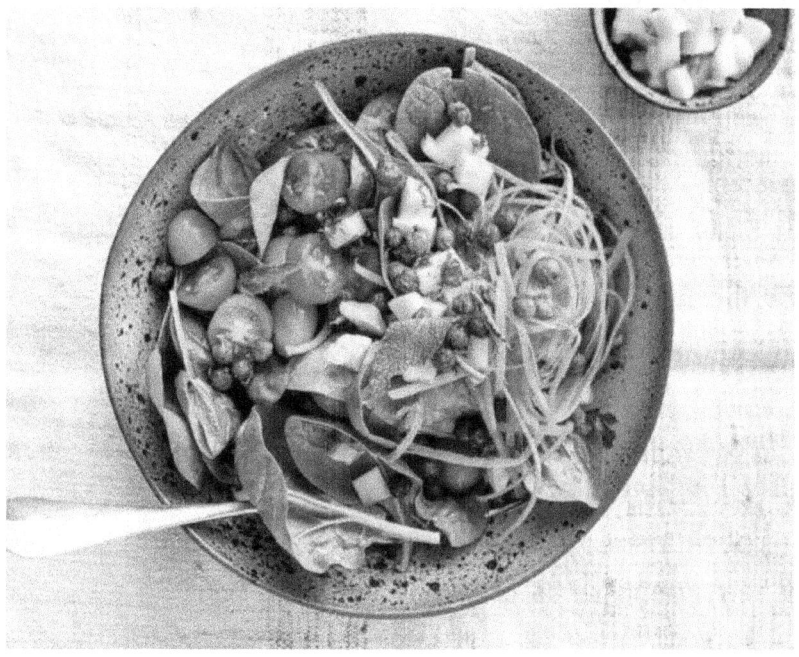

Kiszerelés: 6 adag

ÖSSZETEVŐK:
- 4 csésze főtt bab vagy lencse
- 1 vöröshagyma, meghámozva és felkockázva
- 1 paradicsom, felkockázva
- 1 uborka, meghámozva és felkockázva
- 1 daikon, meghámozva és lereszelve
- 1 zöld thai, serrano vagy cayenne chili apróra vágva
- ¼ csésze darált friss koriander, darált
- 1 citrom leve
- 1 teáskanál durva tengeri só
- ½ teáskanál fekete só
- ½ teáskanál Chaat Masala
- ½ teáskanál vörös chili por vagy cayenne
- 1 teáskanál friss fehér kurkuma, meghámozva és lereszelve

UTASÍTÁS:
a) Egy mély tálban keverje össze az összes hozzávalót.

56. Masala bab és zöldség

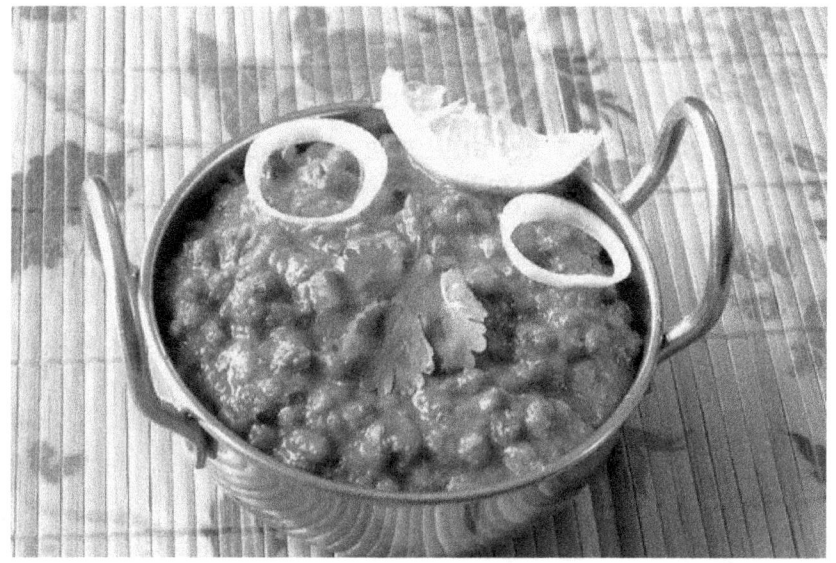

Elkészítés: 5 adag

ÖSSZETEVŐK:
- 1 csésze Gila Masala
- 1 csésze apróra vágott zöldség
- 2 thai, serrano vagy cayenne chili apróra vágva
- 1 teáskanál garam masala
- 1 teáskanál őrölt koriander
- 1 teáskanál pörkölt őrölt kömény
- ½ teáskanál vörös chili por vagy cayenne
- 1½ teáskanál durva tengeri só
- 2 csésze víz
- 2 csésze főtt bab
- 1 evőkanál apróra vágott friss koriander, díszítéshez

UTASÍTÁS:
a) Melegítsük fel a Gila Masalát egy nagy, nehéz serpenyőben közepes lángon, amíg buborékolni kezd.
b) Adjuk hozzá a zöldségeket, a chilit, a garam masala-t, a koriandert, a köményt, a vörös chili port, a sót és a vizet.
c) 20 percig főzzük, vagy amíg a zöldségek megpuhulnak.
d) Adjuk hozzá a babot.
e) Korianderrel díszítve tálaljuk.

57. Egész bab saláta kókuszos

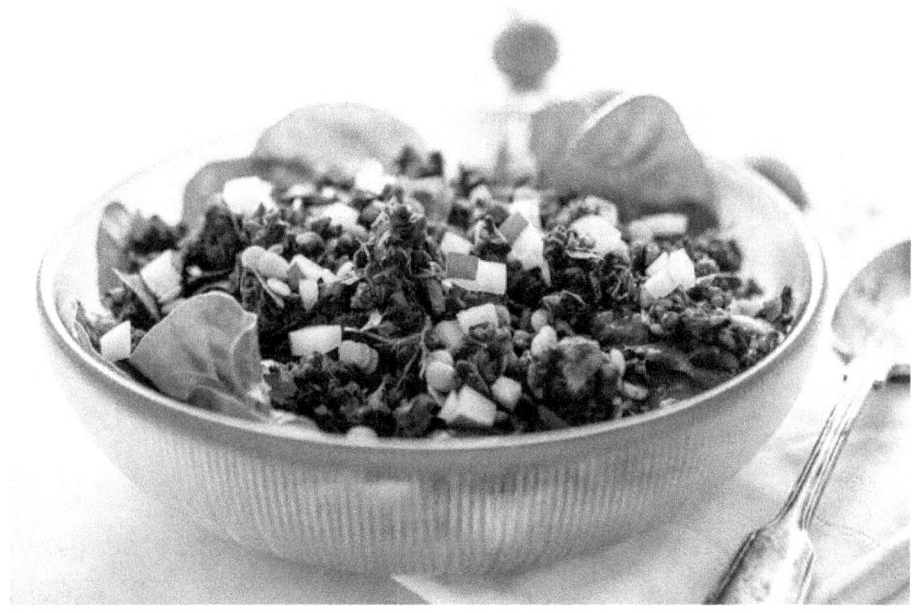

Elkészítés: 4 adag

ÖSSZETEVŐK:

- 2 evőkanál kókuszolaj
- ½ teáskanál asafoetida
- 1 teáskanál fekete mustármag
- 10-12 currylevél durvára vágva
- 2 evőkanál cukrozatlan kókuszreszelék
- 4 csésze főtt bab
- 1 teáskanál durva tengeri só
- 1 thai, serrano vagy cayenne chili,

UTASÍTÁS:

a) Melegítsük fel az olajat egy mély, nehéz serpenyőben közepes lángon.
b) Adjuk hozzá az asafoetidát, a mustárt, a curryleveleket és a kókuszt.
c) Melegítse 30 másodpercig, vagy amíg a magok ki nem pattannak.
d) Adjuk hozzá a babot, a sót és a chilit.
e) Alapos összekeverés után tálaljuk.

58. Curry bab vagy lencse

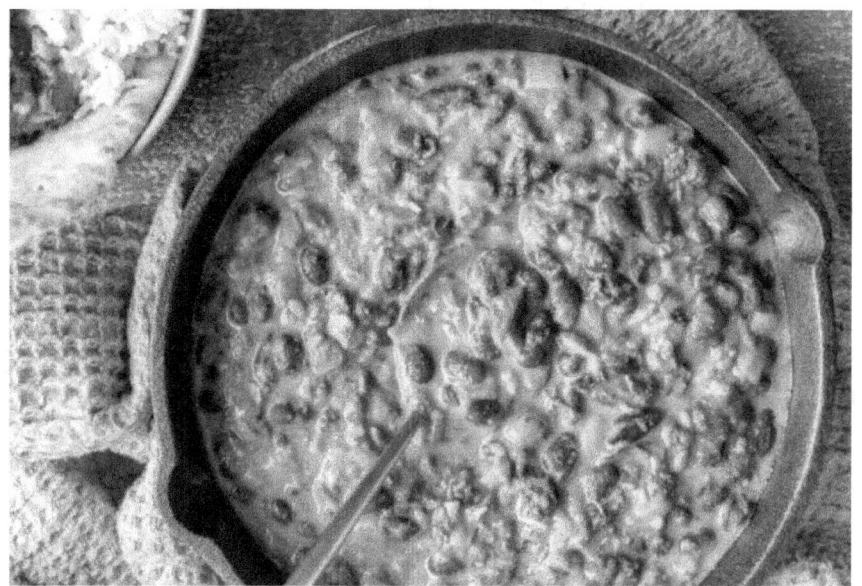

Elkészítés: 5 adag

ÖSSZETEVŐK:
- 2 evőkanál olaj
- ½ teáskanál asafoetida
- 2 teáskanál köménymag
- ½ teáskanál kurkuma por
- 1 fahéjrúd
- 1 cassia levél
- ½ sárga vagy vöröshagyma, meghámozva és felaprítva
- 1 darab gyömbér gyökér meghámozva és reszelve vagy darálva
- 4 gerezd fokhagyma, meghámozva és lereszelve vagy darálva
- 2 paradicsom, meghámozva és felkockázva
- 2-4 zöld thai, serrano vagy cayenne chili apróra vágva
- 4 csésze főtt bab vagy lencse
- 4 csésze vizet
- 1½ teáskanál durva tengeri só
- 1 teáskanál vörös chili por vagy cayenne
- 2 evőkanál apróra vágott friss koriander, díszítéshez

UTASÍTÁS:
a) Melegítsük fel az olajat egy nehéz serpenyőben közepes lángon.
b) Adjuk hozzá az asafoetidát, a köményt, a kurkumát, a fahéjat és a kasszialevelet, és főzzük 30 másodpercig, vagy amíg a magok fel nem roppannak.

c) Adjuk hozzá a hagymát, és főzzük 3 percig, vagy amíg kissé megpirul.
d) Adjuk hozzá a gyömbér gyökerét és a fokhagymát.
e) Főzzük további 2 percig.
f) Adjuk hozzá a paradicsomot és a zöld chilit.
g) Pároljuk 5 percig, vagy amíg a paradicsom megpuhul.
h) A bab vagy a lencse hozzáadása után főzzük további 2 percig.
i) Adjuk hozzá a vizet, a sót és a vörös chili port.
j) Forraljuk fel a vizet.
k) 10-15 percig pároljuk.
l) Korianderrel díszítve tálaljuk.

59. Lencse curry levelekkel

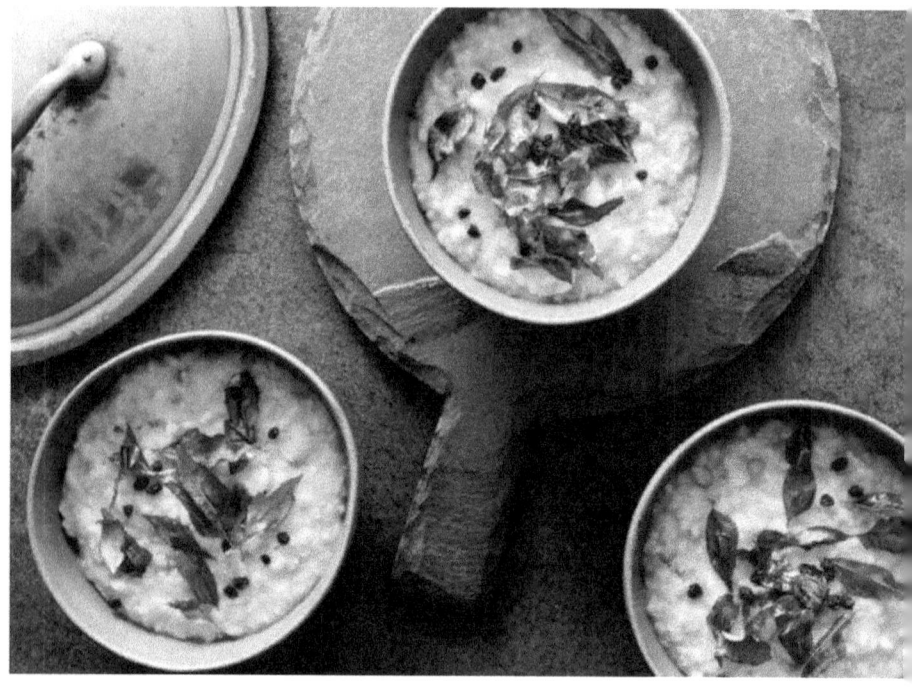

Kiszerelés: 6 adag

ÖSSZETEVŐK:

- 2 evőkanál kókuszolaj
- ½ teáskanál asafoetida por
- ½ teáskanál kurkuma por
- 1 teáskanál köménymag
- 1 teáskanál fekete mustármag
- 20 friss currylevél durvára vágva
- 6 egész szárított piros chili paprika, durvára vágva
- ½ sárga vagy vöröshagyma, meghámozva és felkockázva
- 14 uncia doboz kókusztej, könnyű vagy zsíros
- 1 csésze víz
- 1 teáskanál Rasam por vagy Sambhar Masala
- 1½ teáskanál durva tengeri só
- 1 teáskanál vörös chili por vagy cayenne
- 3 csésze főtt lencse
- 1 evőkanál apróra vágott friss koriander, díszítéshez

UTASÍTÁS:

a) Az olajat közepes lángon előmelegítjük.
b) Adja hozzá az asafoetidát, a kurkumát, a köményt, a mustárt, a curryleveleket és a piros chili paprikát.
c) 30 másodpercig főzzük, vagy addig, amíg a magok fel nem ropogósak.
d) Belekeverjük a hagymát.
e) Körülbelül 2 percig főzzük, gyakran kevergetve, hogy ne ragadjon le.

f) Adjuk hozzá a kókusztejet, a vizet, a Rasam Powder-t vagy a Sambhar Masala-t, a sót és a vörös chili port.
g) Forraljuk fel, majd pároljuk 2 percig, vagy amíg az ízek el nem áztatják a tejet.
h) Adjuk hozzá a lencsét.
i) 4 percig pároljuk.
j) Korianderrel díszítve tálaljuk.

60. Goan lencse kókusz curry

Kiszerelés: 6 adag

ÖSSZETEVŐK:

- 1 evőkanál olaj
- ½ hagyma, meghámozva és felkockázva
- 1 darab gyömbér gyökér meghámozva és reszelve vagy darálva
- 4 gerezd fokhagyma, meghámozva és lereszelve vagy darálva
- 1 paradicsom, felkockázva
- 2 zöld thai, serrano vagy cayenne chili apróra vágva
- 1 evőkanál őrölt koriander
- 1 evőkanál őrölt kömény
- 1 teáskanál kurkuma por
- 1 teáskanál tamarind paszta
- 1 teáskanál fahéj vagy barna cukor
- 1½ teáskanál durva tengeri só
- 3 csésze vizet
- 4 csésze főtt egész lencse
- 1 csésze kókusztej, normál vagy könnyű
- ½ citrom leve
- 1 evőkanál apróra vágott friss koriander, díszítéshez

UTASÍTÁS:

a) Melegítsük fel az olajat egy nagy, nehéz serpenyőben közepes lángon.
b) Adjuk hozzá a hagymát, és főzzük 2 percig, vagy amíg a hagyma kissé megpirul.
c) Adjuk hozzá a gyömbér gyökerét és a fokhagymát.
d) Főzzük még egy percig.

e) Adjuk hozzá a paradicsomot, a chilit, a koriandert, a köményt, a kurkumát, a tamarindot, a jaggerit, a sót és a vizet.
f) Forraljuk fel, majd csökkentsük alacsony lángon, és fedjük le 15 percig.
g) Adjuk hozzá a lencsét és a kókusztejet.
h) Adjuk hozzá ízlés szerint a citromlevet és a koriandert.

61. Chana Masala hüvelyesek

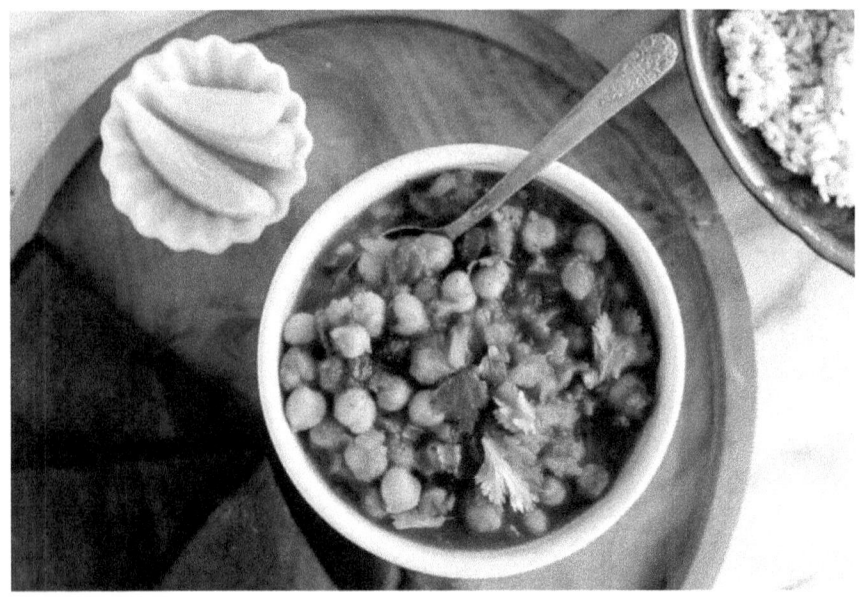

Kiszerelés: 6 adag

ÖSSZETEVŐK:
- 2 evőkanál olaj
- 1 teáskanál köménymag
- ½ teáskanál kurkuma por
- 2 evőkanál Chana Masala
- 1 sárga vagy lilahagyma, meghámozva és felkockázva
- 1 db gyömbérgyökér meghámozva és lereszelve vagy darálva
- 4 gerezd fokhagyma, meghámozva és lereszelve vagy darálva
- 2 paradicsom, felkockázva
- 2 zöld thai, serrano vagy cayenne chili apróra vágva
- 1 teáskanál vörös chili por vagy cayenne
- 1 evőkanál durva tengeri só
- 1 csésze víz
- 4 csésze főtt bab vagy lencse

UTASÍTÁS:
a) Melegítsük fel az olajat egy mély, nehéz serpenyőben közepes lángon.
b) Adjuk hozzá a köményt, a kurkumát és a Chana Masalat, és főzzük 30 másodpercig, vagy addig, amíg a magok megpuhulnak.
c) Adjuk hozzá a hagymát, és főzzük körülbelül egy percig, vagy amíg megpuhul.
d) Adjuk hozzá a gyömbér gyökerét és a fokhagymát.
e) Főzzük még egy percig.

f) Adjuk hozzá a paradicsomot, a zöld chilit, a piros chili port, a sót és a vizet.
g) Forraljuk fel, majd főzzük 10 percig, vagy amíg az összes hozzávaló össze nem keveredik.
h) A babot vagy a lencsét puhára főzzük.

62. Lassan főtt bab és lencse

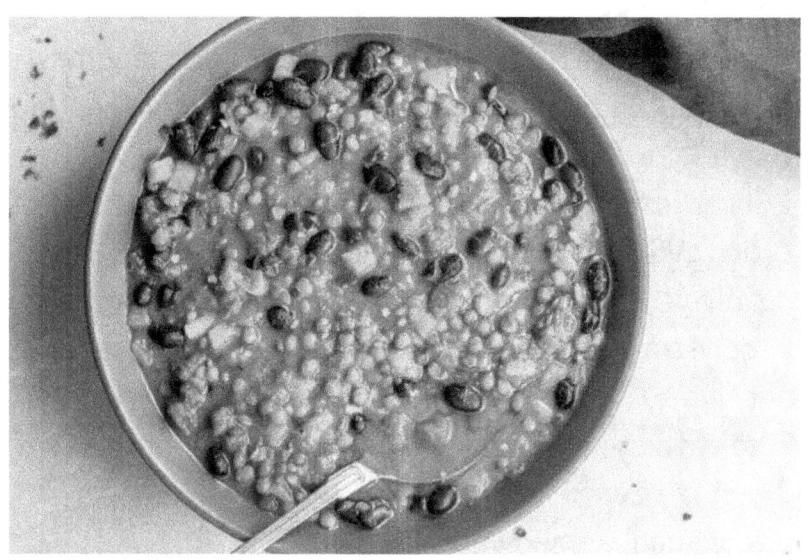

Gyártmány: 8

ÖSSZETEVŐK:
- 2 csésze szárított lima bab, leszedve és megmosva
- ½ sárga vagy vöröshagyma, meghámozva és durvára vágva
- 1 paradicsom, felkockázva
- 1 db gyömbérgyökér meghámozva és lereszelve vagy darálva
- 2 gerezd fokhagyma, meghámozva és lereszelve vagy darálva
- 2 zöld thai, serrano vagy cayenne chili apróra vágva
- 3 egész szegfűszeg
- 1 teáskanál köménymag
- 1 teáskanál vörös chili por vagy cayenne
- egy teáskanál durva tengeri só
- ½ teáskanál kurkuma por
- ½ teáskanál garam masala
- 7 csésze víz
- ¼ csésze apróra vágott friss koriander

UTASÍTÁS:
a) A lassú tűzhelyben a koriander kivételével az összes hozzávalót összekeverjük.
b) Főzzük magas hőmérsékleten 7 órán át, vagy amíg a bab le nem bomlik és krémes lesz.
c) Vegye ki a szegfűszeget.
d) Díszítsük friss korianderrel.

63. Chana és Split Moong Dal borspelyhekkel

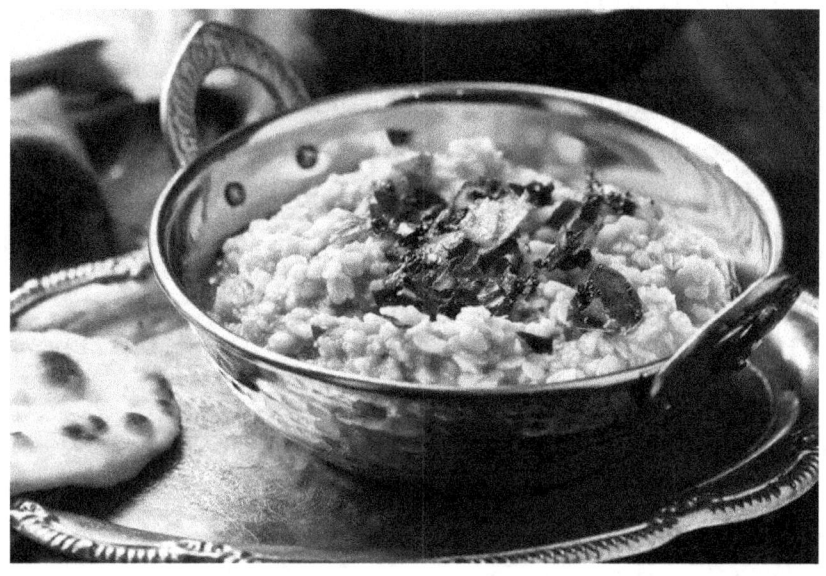

Elkészítés: 8 adag

ÖSSZETEVŐK:

- 1 csésze osztott gramm, leszedve és megmosva
- 1 csésze szárított hasított zöld lencse bőrrel, leszedve és megmosva
- ½ sárga vagy vöröshagyma, meghámozva és felkockázva
- 1 darab gyömbér gyökér meghámozva és reszelve vagy darálva
- 4 gerezd fokhagyma, meghámozva és lereszelve vagy darálva
- 1 paradicsom, meghámozva és felkockázva
- 2 zöld thai, serrano vagy cayenne chili apróra vágva
- 1 evőkanál plusz 1 teáskanál köménymag, osztva
- 1 teáskanál kurkuma por
- 2 teáskanál durva tengeri só
- 1 teáskanál vörös chili por vagy cayenne
- 6 csésze víz
- 2 evőkanál olaj
- 1 teáskanál pirospaprika pehely
- 2 evőkanál darált friss koriander

UTASÍTÁS:

a) A lassú tűzhelyen keverje össze az osztott grammot, a zöldlencsét, a hagymát, a gyömbérgyökeret, a fokhagymát, a paradicsomot, a chilit, 1 evőkanál köményt, a kurkumát, a sót, a vörös chili port és a vizet.

b) Főzzük 5 órán keresztül magas fokozaton.

c) A sütési idő vége felé egy sekély serpenyőben, közepes lángon hevítsük fel az olajat.
d) Keverjük hozzá a maradék 1 teáskanál köményt.
e) Adjuk hozzá a pirospaprika pelyhet, amikor az olaj felforrósodott.
f) Legfeljebb 30 másodpercig főzzük.
g) Dobd fel a lencsét ezzel a keverékkel és a korianderrel.
h) Tálaljuk levesként.

64. Barna rizs és Adzuki Bean Dhokla

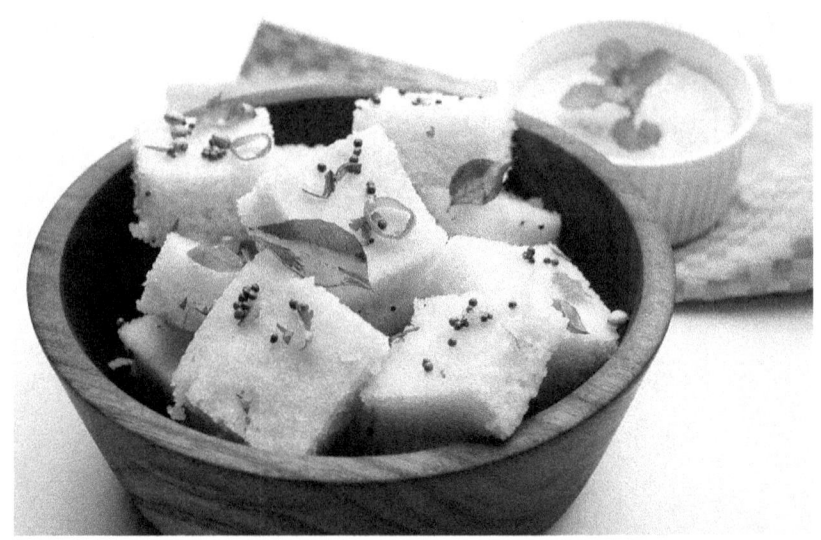

Készítménye: 2 tucat négyzet

ÖSSZETEVŐK

- ½ csésze barna basmati rizs megmosva, beáztatva
- ½ csésze fehér basmati rizs megmosva és beáztatva
- ½ csésze egész adzuki bab héjjal felszedve, megmosva és beáztatva
- 2 evőkanál osztott gramm, beáztatva
- ¼ teáskanál görögszéna mag, beáztatva
- ½ 12 uncia csomag puha selymes tofu
- 1 citrom leve
- 1 teáskanál durva tengeri só
- 1 csésze víz
- ½ teáskanál eno vagy szódabikarbóna
- ½ teáskanál vörös chili por, cayenne vagy paprika
- 1 evőkanál olaj
- 1 teáskanál barna vagy fekete mustármag
- 15-20 currylevél durvára vágva
- 2 zöld thai, serrano vagy cayenne chili, szárát eltávolítva, hosszában felszeletelve

UTASÍTÁS:

a) A rizs-lencse keveréket, a tofut, a citromlevet, a sót és a vizet turmixgépben simára keverjük.
b) Öntse a keveréket egy nagy keverőtálba.
c) Tegye félre a tésztát 3 órára.
d) Egy nagy, négyzet alakú serpenyőben felforrósítjuk az olajat.
e) Szórja meg az enót vagy a szódabikarbónát az aljára, és óvatosan keverje meg kétszer vagy háromszor.

f) A tésztát egyenletesen elosztjuk az előkészített tepsiben.
g) Egy dupla bojlerben, amely akkora, hogy elférjen a négyzet alakú serpenyőben, forraljon fel egy kis vizet.
h) Finoman helyezze a négyzet alakú serpenyőt a dupla kazán felső részébe.
i) 15 percig pároljuk lefedve.
j) Távolítsa el a négyzet alakú serpenyőt a dupla kazánról.
k) Vágja négyzetekre a dhoklát, és helyezze el őket piramis alakú tányérra.
l) Megszórjuk piros chilivel, cayenne borssal vagy paprikával.
m) Egy serpenyőben közepes lángon kevés olajat hevítünk
n) Belekeverjük a mustármagot.
o) Add hozzá a curry leveleket és a chilit, amikor elkezdenek pattanni.
p) Ezt a keveréket egyenletesen öntse a dhoklára.
q) Azonnal tálaljuk mentával, korianderrel vagy kókuszos csuszával az oldalára.

65. Mung bab és rizs zöldségekkel

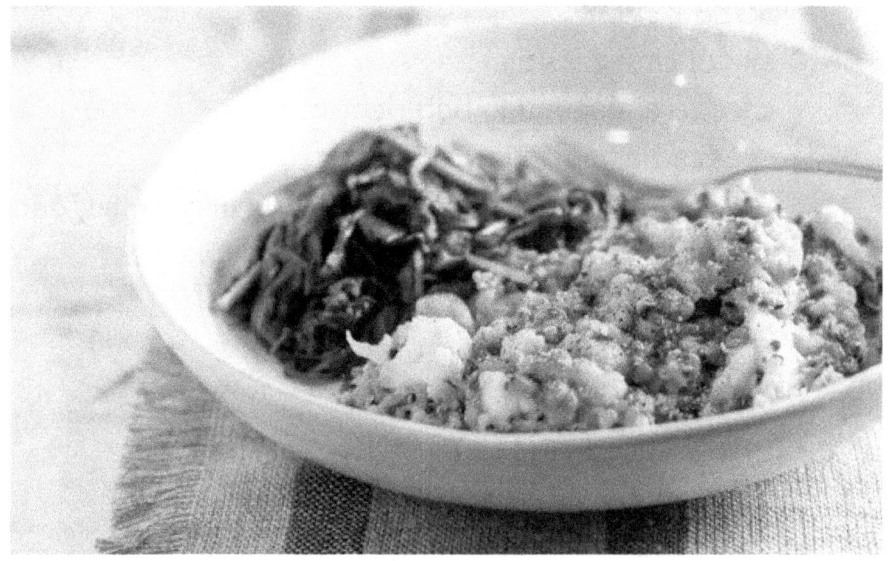

Elkészítés: 4 adag

ÖSSZETEVŐK:
- 4 és fél csésze víz
- $\frac{1}{2}$ csésze egész mung bab, leöblítve
- $\frac{1}{2}$ csésze basmati rizs, leöblítve
- 1 hagyma apróra vágva és 3 gerezd fokhagyma, darálva
- $\frac{3}{4}$ csésze finomra aprított gyömbérgyökér
- 3 csésze apróra vágott zöldség
- 2 evőkanál mogyoróolaj
- $\frac{3}{4}$ evőkanál kurkuma
- $\frac{1}{4}$ teáskanál szárított zúzott piros chili
- $\frac{1}{4}$ teáskanál őrölt fekete bors
- $\frac{1}{2}$ teáskanál koriander
- $\frac{1}{2}$ teáskanál kömény
- $\frac{1}{2}$ teáskanál só

UTASÍTÁS:
a) A mungóbabot forrásban lévő vízben addig főzzük, amíg szét nem kezd.
b) A rizs hozzáadása után még 15 percig főzzük, időnként megkeverve.
c) Hozzáadjuk a zöldségeket.
d) Egy serpenyőben felforrósítjuk a mogyoróolajat, és a hagymát, a fokhagymát és a gyömbért világosra pároljuk.
e) Adjuk hozzá a fűszereket, és folytonos kevergetés mellett főzzük 5 percig.
f) Keverjük össze a főtt rizzsel és a babbal.

66. Keverjük meg a zöldségeket

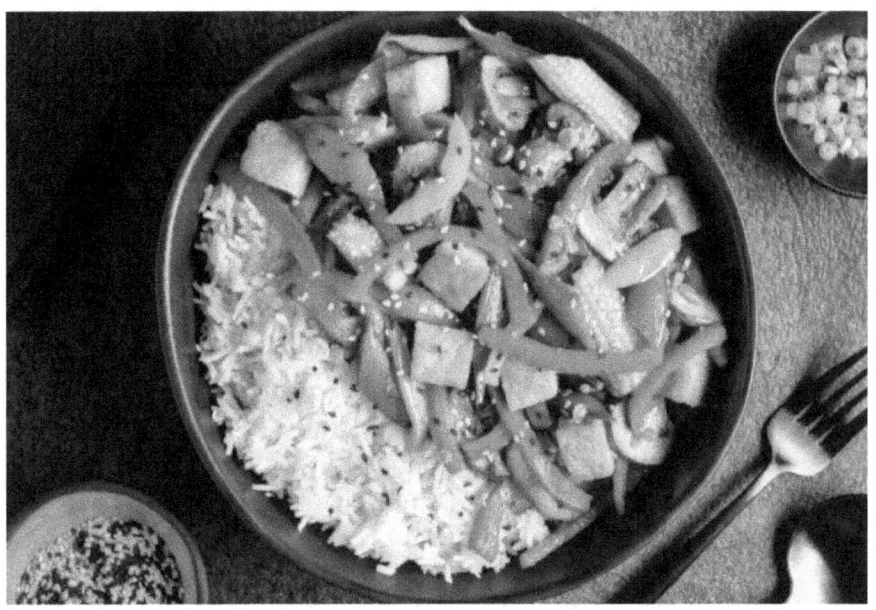

Elkészítés: 4 adag

ÖSSZETEVŐK:

- 3 csésze apróra vágott zöldség
- 2 teáskanál reszelt gyömbér
- 1 teáskanál olaj
- $\frac{1}{4}$ teáskanál asafoetida
- 1 evőkanál szójaszósz
- Friss fűszernövények

UTASÍTÁS:

a) Egy serpenyőben felforrósítjuk az olajat.
b) Keverje hozzá az asafoetidát és a gyömbért 30 másodpercig.
c) Hozzáadjuk a zöldségeket, és egy percig pirítjuk, majd felöntjük egy pici vízzel, lefedjük, és főzzük.
d) Adjuk hozzá a szójaszószt, a cukrot és a sót.
e) Lefedve majdnem készre főzzük.
f) Vegyük le a fedőt, és főzzük tovább néhány percig.
g) Adjuk hozzá a friss fűszernövényeket.

67. Spanyol csicseriborsó és tészta

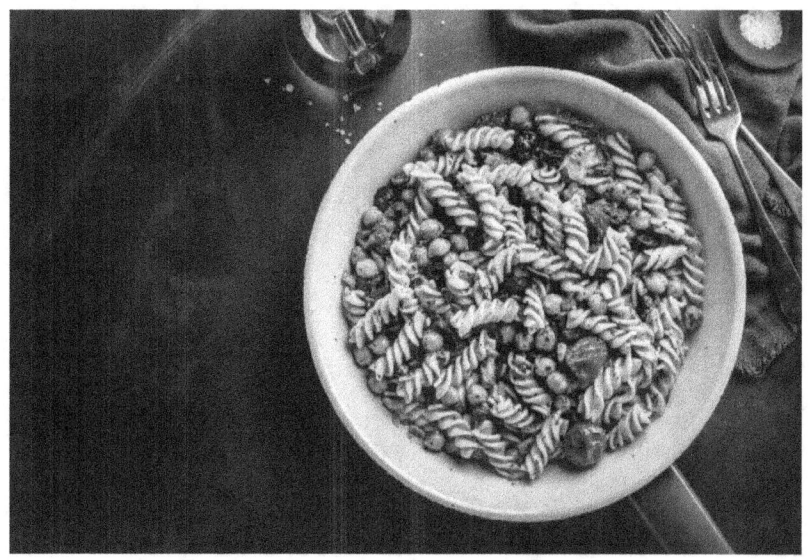

Gyártmány: 4

ÖSSZETEVŐK:

- 2 evőkanál olívaolaj
- 2 gerezd fokhagyma, felaprítva
- ½ evőkanál füstölt paprika
- 1 evőkanál őrölt kömény
- ½ evőkanál szárított oregánó
- ¼ evőkanál cayenne bors
- Frissen tört fekete bors
- 1 sárga hagyma
- 2 csésze nyers vegán gluténmentes tészta
- 15 uncia konzerv kockára vágott paradicsom
- 15 uncia doboz negyedelt articsóka szív
- 19 uncia konzerv csicseriborsó
- 1,5 csésze zöldségleves
- ½ evőkanál só
- ¼ csokor friss petrezselyem, apróra vágva
- 1 friss citrom

UTASÍTÁS:

a) Helyezze a fokhagymát egy nagy serpenyőbe olívaolajjal.
b) Pároljuk 2 percig, vagy amíg a zöldségek megpuhulnak és illatosak.
c) A serpenyőbe adjuk hozzá a füstölt paprikát, a köményt, az oregánót, a cayenne borsot és a frissen tört fekete borsot.
d) A forró olajban még egy percig keverjük a fűszereket.

e) Adja hozzá a hagymát a serpenyőbe, kockára vágva.
f) Addig főzzük, amíg a hagyma puha és áttetsző nem lesz.
g) Hozzáadjuk a tésztát, és további 2 percig főzzük.
h) A csicseriborsót és az articsóka szívét csepegtessük le, mielőtt a serpenyőbe adjuk őket a felkockázott paradicsommal, a zöldséglevessel és egy fél teáskanál sóval.
i) Adjunk hozzá petrezselymet a serpenyőbe, és hagyjunk egy kicsit a kész ételre szórni.
j) Keverje össze az összes hozzávalót a serpenyőben, amíg egyenletesen el nem keveredik.
k) Forraljuk fel, majd forraljuk 20 percig.
l) Levesszük a fedőt, villával megszurkáljuk, és a maradék apróra vágott petrezselyemmel díszítjük.
m) A citromot szeletekre vágjuk, és minden adagnál facsarjuk a levét.

68. Kupolamentes tészta

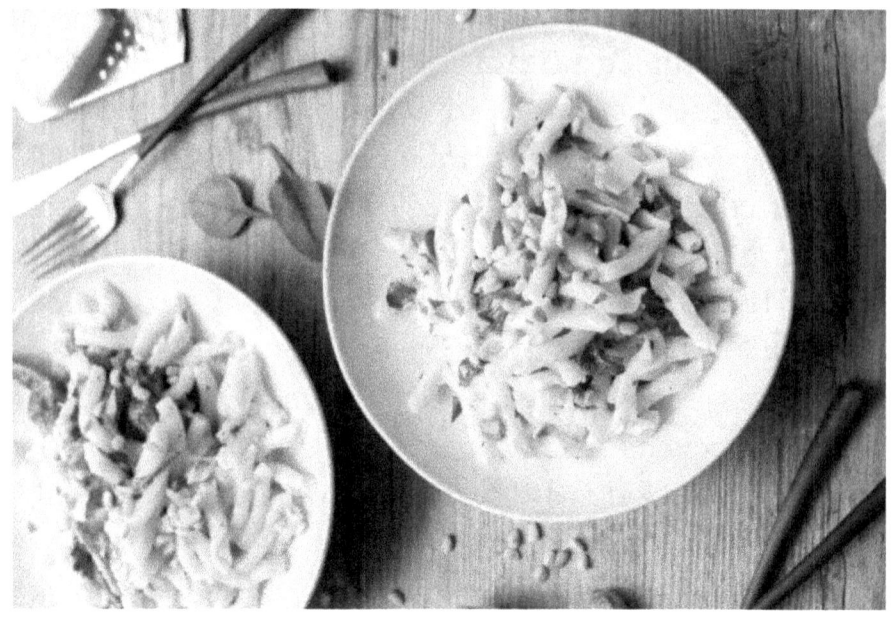

Elkészítés: 4 adag

ÖSSZETEVŐK:
- 8 uncia hajdina tészta
- 14 uncia konzerv articsóka szív, apróra vágva
- 1 marék friss menta, darálva
- ½ csésze apróra vágott zöldhagyma
- 2 evőkanál napraforgómag
- 4 evőkanál extra szűz olívaolaj

UTASÍTÁS:
a) Forraljunk fel egy fazék vizet.
b) Főzzük a tésztát 8-12 percig, a csomagolás utasításaitól függően.
c) Ha elkészült a tészta, leszűrjük, és egy tálba tesszük.
d) Keverje össze az articsókát, a mentát, a zöldhagymát és a napraforgómagot egy keverőtálban.
e) Meglocsoljuk olívaolajjal, és összeforgatjuk.

69. Barna rizs rizottó

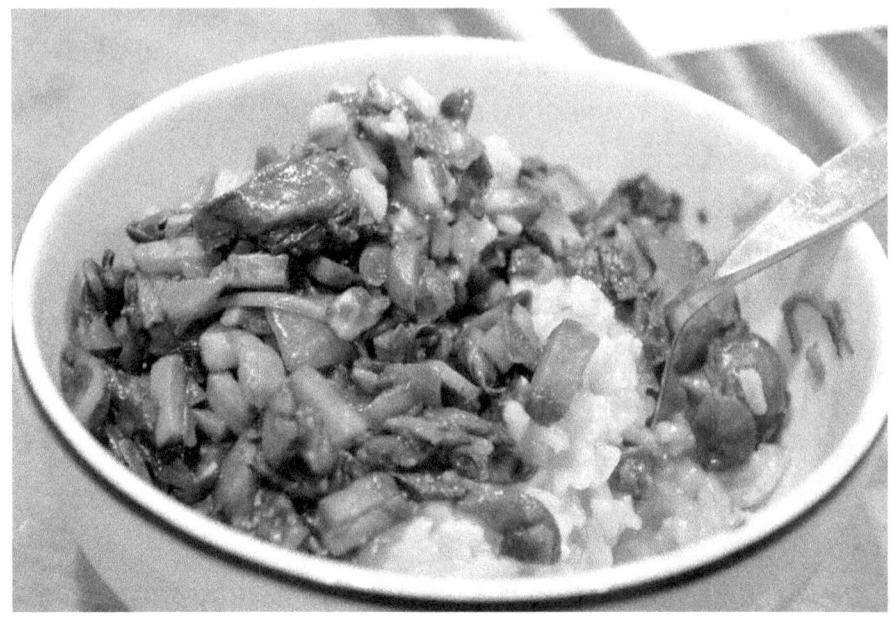

Elkészítés: 4 adag

ÖSSZETEVŐK:
- 1 evőkanál extra szűz olívaolaj
- 2 gerezd fokhagyma, felaprítva
- 1 paradicsom, apróra vágva
- 3 marék bébispenót
- 1 csésze gomba, apróra vágva
- 2 csésze brokkoli rózsa
- Só és bors, ízlés szerint
- 2 csésze főtt barna rizs
- Csipet sáfrányt

KISZOLGÁLNI
- Reszelt parmezán
- Piros chili pehely

UTASÍTÁS:
a) Melegítsük fel az olajat egy serpenyőben közepes lángon.
b) A fokhagymát addig pároljuk, amíg aranybarnára nem kezd.
c) Keverje hozzá a paradicsomot, a spenótot, a gombát és a brokkolit sóval és borssal együtt; addig főzzük, amíg a zöldségek megpuhulnak.
d) Keverje hozzá a rizst és a sáfrányt, hagyja, hogy a zöldséglé beszívódjon a rizsbe.
e) Tálaljuk melegen vagy hidegen, parmezánnal és pirospaprikával.

70. Quinoa Tabbouleh

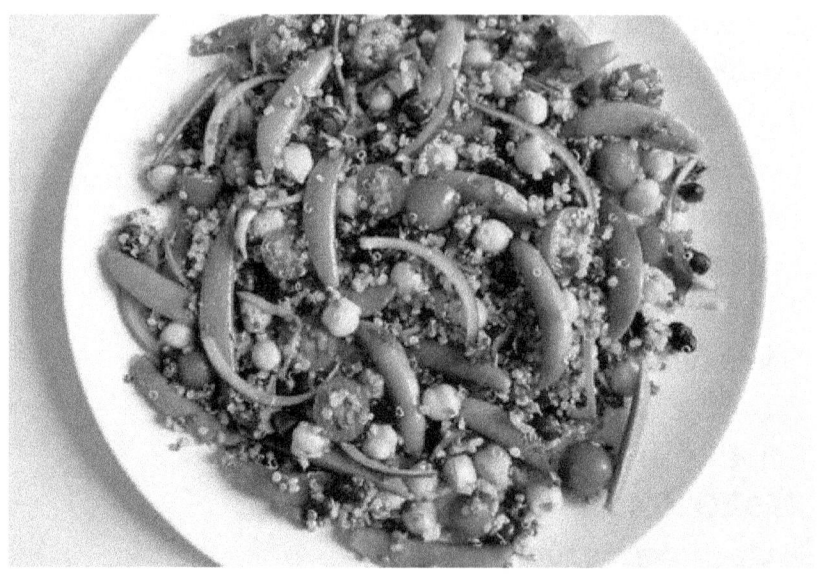

Elkészítés: 2 adag

ÖSSZETEVŐK:
- ½ csésze főtt quinoa
- 2 csokor petrezselyem, apróra vágva
- ½ fehér hagyma, kockára vágva
- 1 paradicsom, felkockázva
- 1 evőkanál extra szűz olívaolaj
- 1 citrom leve

UTASÍTÁS:
a) Keverjük össze a quinoát, a petrezselymet, a hagymát és a paradicsomot egy tálban.
b) Öltöztesd olívaolajjal és citromlével.
c) Keverjük össze és élvezzük.

71. Köles, rizs és gránátalma

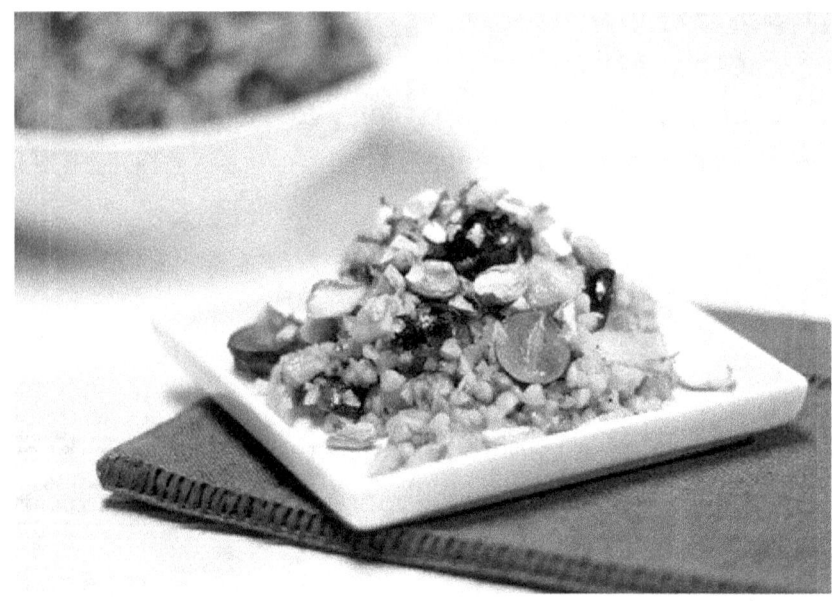

Elkészítés: 2 adag

ÖSSZETEVŐK:
- 2 csésze vékony poh
- 1 csésze puffasztott köles vagy rizs
- 1 csésze vegán író
- ½ csésze gránátalma darab
- 5-6 currylevél
- ½ teáskanál mustármag
- ½ teáskanál köménymag
- ⅛ teáskanál asafoetida
- 5 teáskanál olaj
- Cukor ízlés szerint
- Só ízlés szerint
- Friss vagy szárított kókusz - reszelt
- Friss korianderlevél

UTASÍTÁS:
a) Az olajat felforrósítjuk, majd hozzáadjuk a mustármagot.
b) Add hozzá a köménymagot, az asafoetidát és a curry leveleket, amikor felpattognak.
c) Helyezze a poh-t egy tálba.
d) Hozzákeverjük az olajos fűszerkeveréket, a cukrot és a sót.
e) Amikor a pohe kihűlt, keverjük össze a joghurttal, a korianderrel és a kókuszdióval.
f) Korianderrel és kókuszdióval díszítve tálaljuk.

FŐFÉL: CURRIES

72. Sütőtök curry fűszeres magvakkal

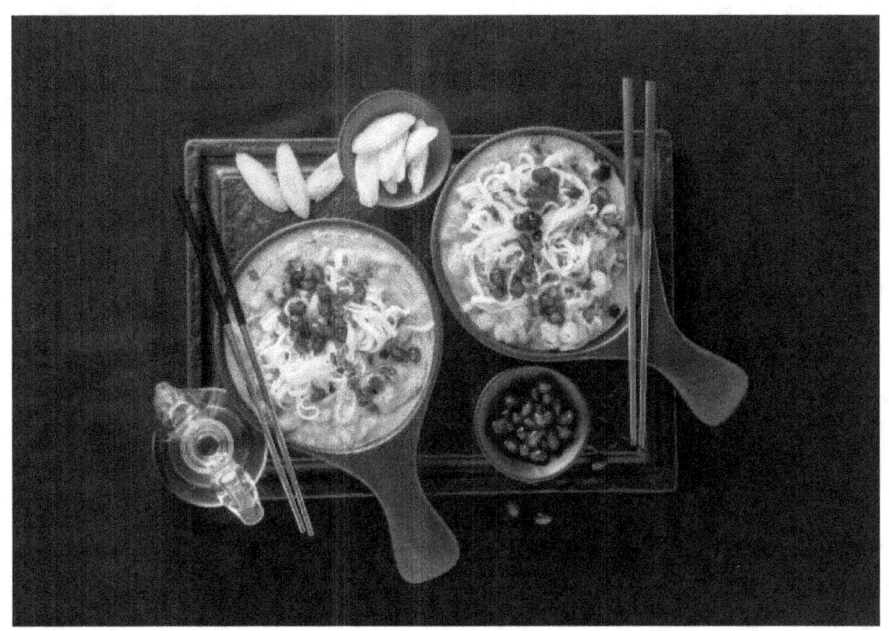

Elkészítés: 4 adag

ÖSSZETEVŐK:
- 3 csésze sütőtök - apróra vágva
- ¼ evőkanál görögszéna mag
- ¼ evőkanál édesköménymag
- 2 evőkanál olaj
- Csípje meg az asafoetidát
- 5-6 currylevél
- ½ evőkanál reszelt gyömbér
- Friss korianderlevél
- 1 evőkanál tamarind paszta
- ½ evőkanál mustármag
- ½ evőkanál köménymag
- 2 evőkanál - száraz, őrölt kókusz
- 2 evőkanál pörkölt őrölt földimogyoró
- Ízlés szerint só és barnacukor vagy zsiradék

UTASÍTÁS:
a) Egy kis serpenyőben felforrósítjuk az olajat, és hozzáadjuk a mustármagot.
b) Adja hozzá a köményt, a görögszénát, az asafoetidát, a gyömbért, a curryleveleket és az édesköményt, amikor felpattan.
c) 30 másodpercig pároljuk.
d) Adjuk hozzá a sütőtököt és a sót.
e) Öntse bele a pépet tartalmazó tamarindpasztát vagy vizet.
f) Hozzáadjuk a barna cukrot és a fahéjat.

g) Keverjük hozzá a darált kókusz- és földimogyoróport.
h) Főzzük még néhány percig.
i) Díszítsük korianderrel.

73. Okra Curry

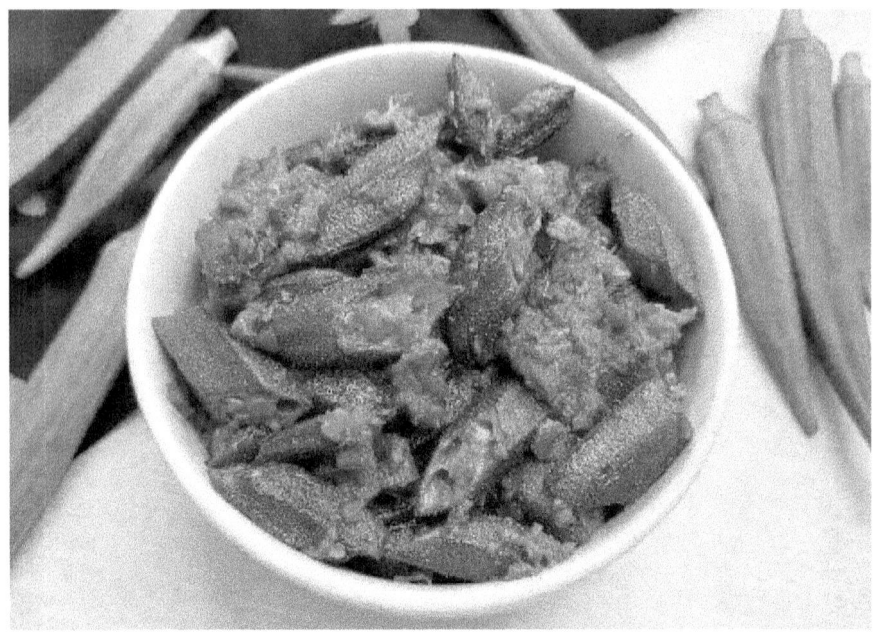

Elkészítés: 4 adag

ÖSSZETEVŐK:

- 2 csésze okra, egy cm-es darabokra vágva
- 2 evőkanál reszelt gyömbér
- 1 evőkanál mustármag
- ½ evőkanál köménymag
- 2 evőkanál olaj
- Só ízlés szerint
- Csípje meg az asafoetidát
- 2-3 evőkanál pörkölt mogyorópor
- Koriander levelek

UTASÍTÁS:

a) Egy kis serpenyőben felforrósítjuk az olajat, és hozzáadjuk a mustármagot.
b) Amikor elkezdenek pattogni, adjuk hozzá a köményt, az asafoetidát és a gyömbért.
c) Keverje hozzá az okrát és a sót, amíg megpuhul.
d) A mogyorópor hozzáadása után főzzük további 30 másodpercig.
e) Tálalás előtt korianderlevéllel díszítjük.

74. Növényi kókuszos curry

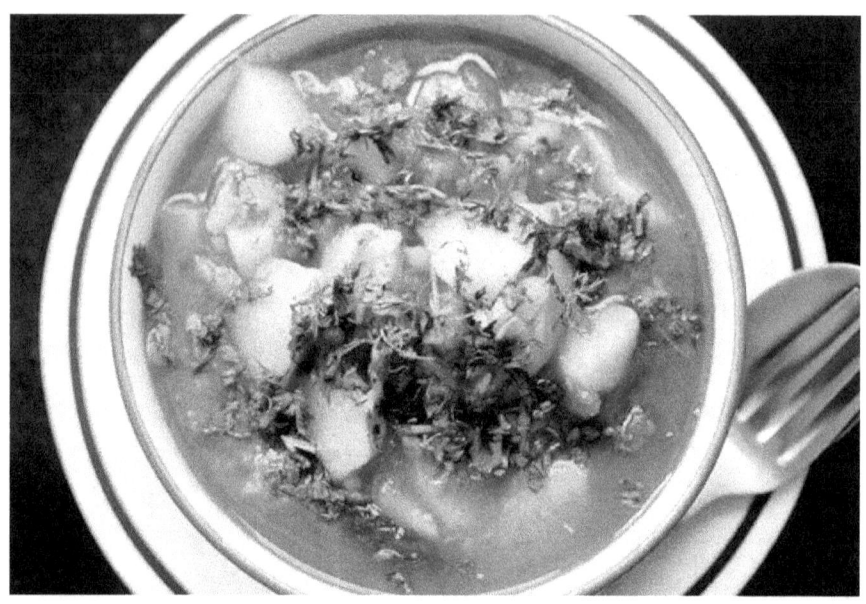

Elkészítés: 4 adag

ÖSSZETEVŐK:

- 2-es burgonya, kockákra vágva
- 1½ csésze karfiol rózsákra vágva
- 3 paradicsom r szeletekre vágva
- 1 evőkanál olaj
- 1 evőkanál mustármag
- 1 evőkanál köménymag
- 5-6 currylevél
- Csipet kurkuma
- 1 evőkanál reszelt gyömbér
- Friss korianderlevél
- Só ízlés szerint
- Friss vagy szárított kókusz - reszelt

UTASÍTÁS:

a) Az olajat felforrósítjuk, és belekeverjük a mustármagot.
b) Adjuk hozzá a maradék fűszereket és főzzük 30 másodpercig.
c) Hozzáadjuk a karfiolt, a paradicsomot és a burgonyát, kevés vízzel, lefedjük, és időnként megkeverve puhára pároljuk.
d) Keverje hozzá a kókuszt, a sót és a korianderleveleket.

75. Alapvető növényi curry

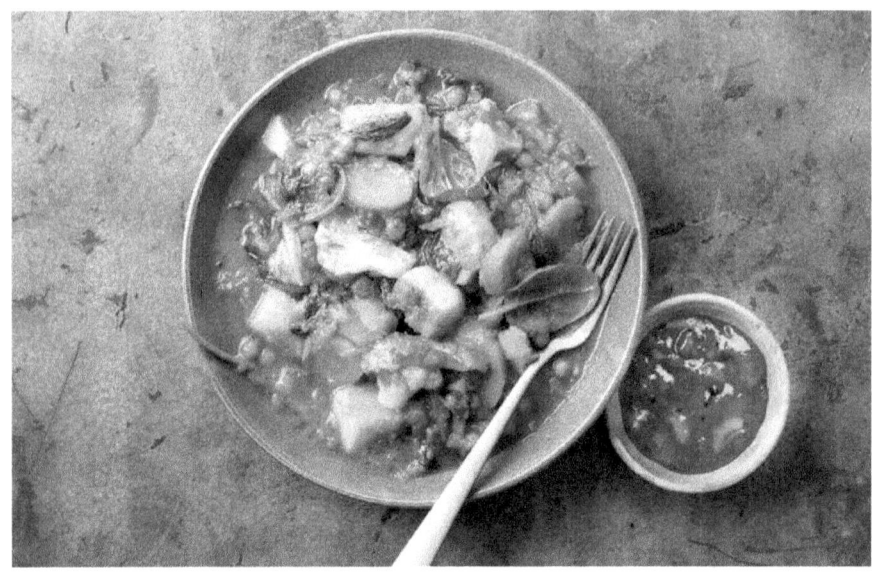

Elkészítés: 4 adag

ÖSSZETEVŐK:
- 250 g zöldség apróra vágva
- 1 teáskanál olaj
- ½ teáskanál mustármag
- ½ teáskanál köménymag
- Csípje meg az asafoetidát
- 4-5 currylevél
- ¼ teáskanál kurkuma
- ½ teáskanál koriander por
- Csipet chili por
- Reszelt gyömbér
- Friss korianderlevél
- Cukor/jagger és só ízlés szerint
- Friss vagy szárított kókusz

UTASÍTÁS:
a) Az olajat felforrósítjuk, és belekeverjük a mustármagot.
b) Add hozzá a köményt, a gyömbért és a maradék fűszereket, amikor felpattognak.
c) Adjuk hozzá a zöldségeket és főzzük puhára.
d) Adjunk hozzá egy kevés vizet, fedjük le az edényt, és pároljuk.
e) A zöldségek megfőzése után adjunk hozzá cukrot, sót, kókuszt és koriandert.

76. Black Eye Bean és Coconut Curry

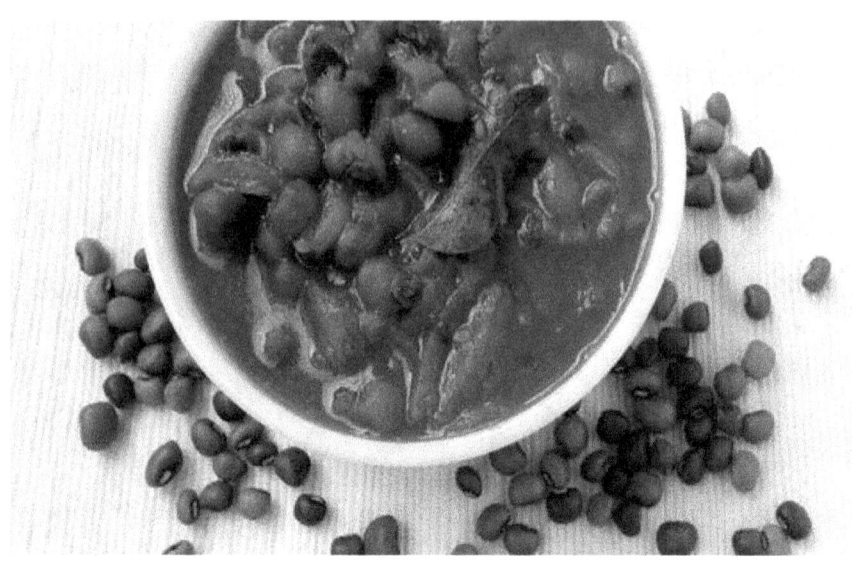

Elkészítés: 4 adag

ÖSSZETEVŐK:
- ½ csésze fekete szem bab, egy éjszakán át áztatva
- 2 csésze víz
- 1 evőkanál olaj
- 1 evőkanál mustármag
- 1 evőkanál köménymag
- 1 evőkanál asafoetida
- 1 evőkanál reszelt gyömbér
- 5-6 currylevél
- 1 evőkanál kurkuma
- 1 evőkanál koriander por
- 2 paradicsom, apróra vágva
- 2 evőkanál pörkölt földimogyoró por
- Friss korianderlevél
- Friss kókusz, reszelve
- Cukor és só ízlés szerint

UTASÍTÁS:
a) Főzzük meg a babot gyorsfőzőben vagy egy fazékban a tűzhelyen.
b) Egy kis serpenyőben felforrósítjuk az olajat, és hozzáadjuk a mustármagot.
c) Add hozzá a köménymagot, az asafoetidát, a gyömbért, a curry leveleket, a kurkumát és a korianderport, amikor felpattognak.
d) Keverjük hozzá a pörkölt mogyoróport és a paradicsomot.

e) Adjuk hozzá a babot és a vizet.
f) Folyamatosan keverje meg, amíg az étel teljesen meg nem fő.
g) Ízesítjük cukorral és sóval, a tetejére pedig koriander leveleket és kókuszt szórunk.

77. Karfiol kókuszos curry

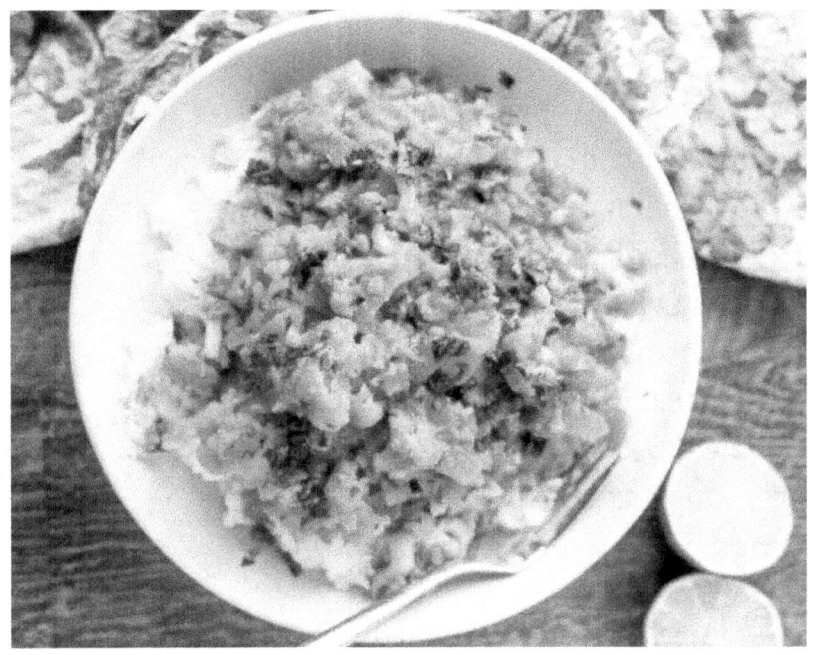

Elkészítés: 4 adag

ÖSSZETEVŐK:
- 3 csésze karfiol - rózsákra vágva
- 2 paradicsom - apróra vágva
- 1 teáskanál olaj
- 1 teáskanál mustármag
- 1 teáskanál köménymag
- Csipet kurkuma
- 1 teáskanál reszelt gyömbér
- Friss korianderlevél
- Só ízlés szerint
- Friss vagy szárított kókusz - reszelt

UTASÍTÁS:
a) Az olajat felforrósítjuk, és belekeverjük a mustármagot.
b) Adjuk hozzá a maradék fűszereket és főzzük 30 másodpercig.
c) Adjuk hozzá a paradicsomot és főzzük 5 percig.
d) Adjuk hozzá a karfiolt és egy kevés vizet, fedjük le, és időnként megkeverve főzzük puhára.
e) Adjuk hozzá a kókuszt, a sót és a korianderleveleket.

78. Karfiol és burgonya curry

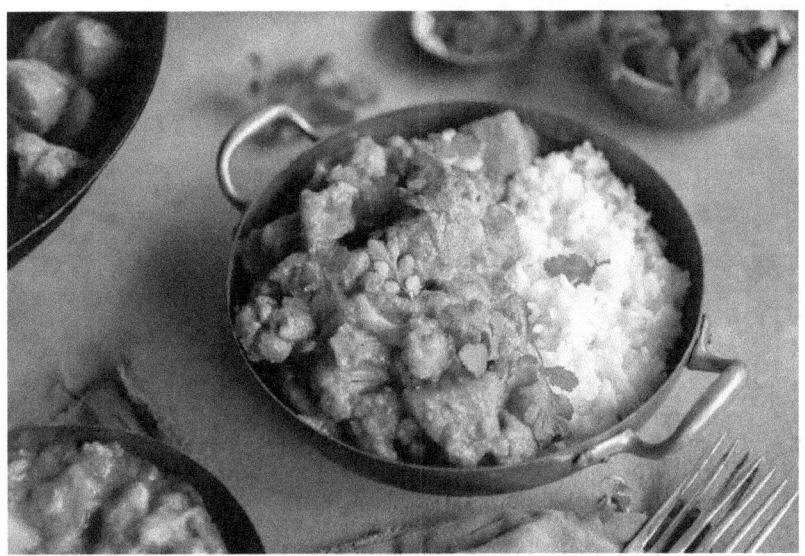

Elkészítés: 4 adag

ÖSSZETEVŐK:

- 2 csésze karfiol rózsákra vágva
- 2-es burgonya, kockákra vágva
- 1 teáskanál olaj
- 1 teáskanál mustármag
- 1 teáskanál köménymag
- 5-6 currylevél
- Csipet kurkuma
- 1 teáskanál reszelt gyömbér
- Friss korianderlevél
- Só ízlés szerint
- Friss vagy szárított kókusz - reszelt
- Citromlé - ízlés szerint

UTASÍTÁS:

a) Az olajat felforrósítjuk, és belekeverjük a mustármagot.
b) Adjuk hozzá a maradék fűszereket és főzzük 30 másodpercig.
c) Hozzáadjuk a karfiolt és a burgonyát, kevés vízzel, majd lefedve, időnként megkeverve majdnem készre pároljuk.
d) Fedjük le, és addig főzzük, amíg a zöldségek megpuhulnak és a víz elpárolog.
e) Hozzákeverjük a kókuszt, a sót, a korianderleveleket és a citromlevet.

79. Burgonya, karfiol és paradicsomos curry

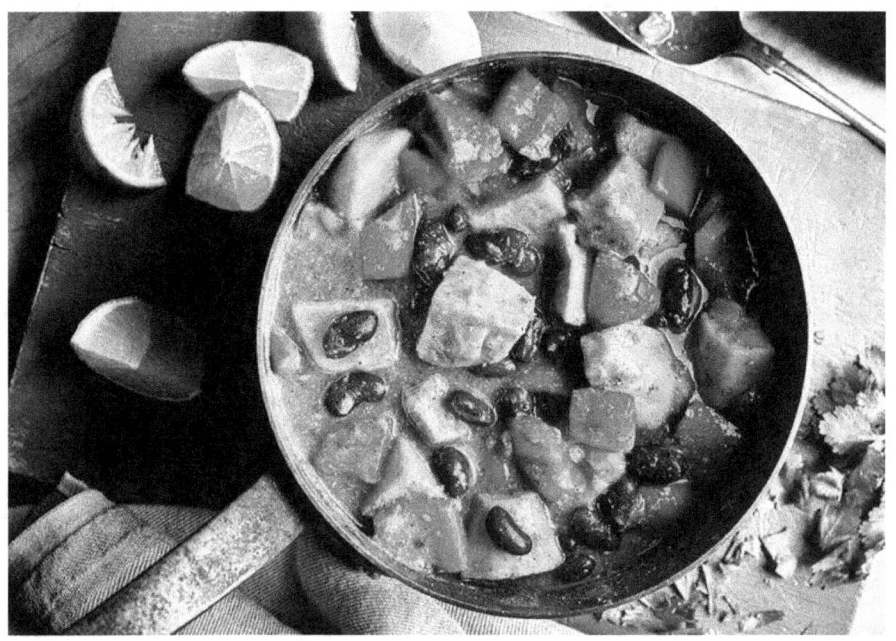

Elkészítés: 3-4 adag

ÖSSZETEVŐK:

- 2 burgonya, felkockázva
- 1½ csésze karfiol rózsákra vágva
- 3 paradicsom apróra vágva
- 1 teáskanál olaj
- 1 teáskanál mustármag
- 1 teáskanál köménymag
- 6 currylevél
- Csipet kurkuma
- 1 teáskanál reszelt gyömbér
- Friss korianderlevél
- Só ízlés szerint
- Friss vagy szárított kókusz - reszelt

UTASÍTÁS:

a) Az olajat felforrósítjuk, és belekeverjük a mustármagot.
b) Adjuk hozzá a maradék fűszereket és főzzük 30 másodpercig.
c) Pároljuk, időnként megkeverjük.
d) Adjuk hozzá a karfiolt, a paradicsomot, a burgonyát és a vizet.
e) A kókuszdióval, sóval és korianderlevéllel fejezzük be.

80. Vegyes zöldség és lencse curry

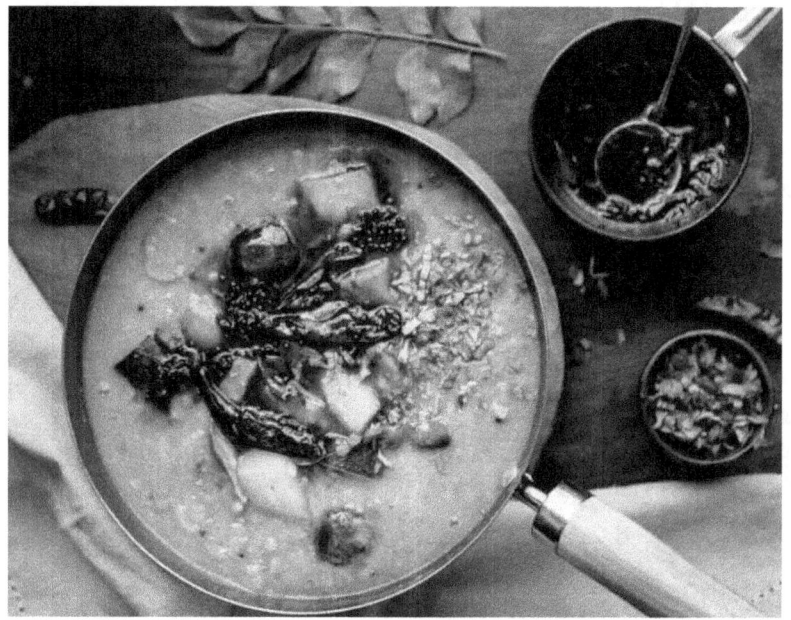

Elkészítés: 4 adag

ÖSSZETEVŐK:

- ¼ csésze toor vagy mung dal
- ½ csésze zöldség - szeletelve
- 1 csésze víz
- 2 teáskanál olaj
- ½ teáskanál köménymag
- ½ teáskanál reszelt gyömbér
- 5-6 currylevél
- 2 paradicsom - apróra vágva
- Citrom vagy tamarind ízlés szerint
- Jaggery ízlés szerint
- ½ só vagy ízlés szerint
- Sambhar masala
- Koriander levelek
- Friss vagy szárított kókusz

UTASÍTÁS:

a) Egy gyorsfőzőben 20 percig főzzük a toor dalt és a zöldségeket.
b) Egy külön serpenyőben olajat hevítünk, és hozzáadjuk a köménymagot, a gyömbért és a curry leveleket.
c) A paradicsom hozzáadása után 34 percig főzzük.
d) Adjuk hozzá a sambhar masala és a zöldség dal keveréket.
e) Forraljuk fel egy percig, majd adjuk hozzá a tamarindot vagy a citromot, a citromot és a sót.
f) Forraljuk további 23 percig.

g) Kókusszal és korianderrel díszítjük.

81. Paradicsomos curry

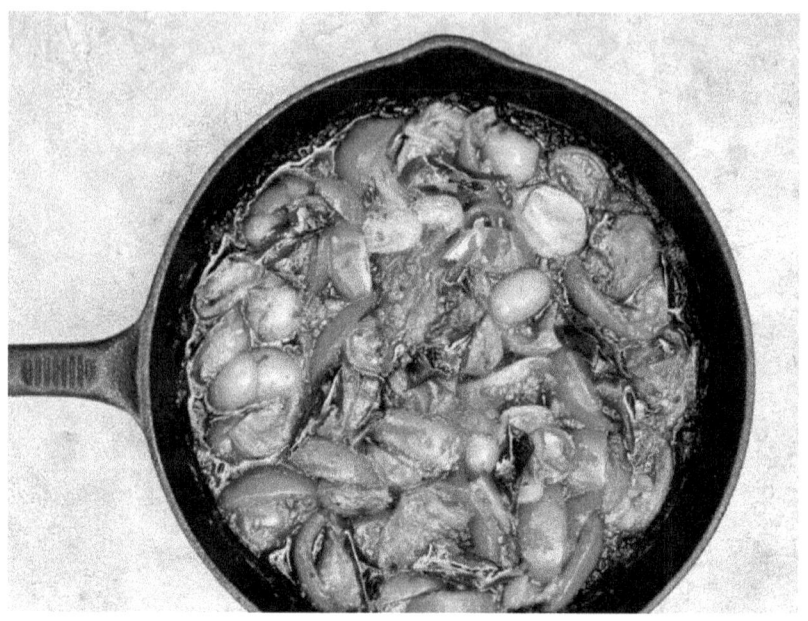

Elkészítés: 4 adag

ÖSSZETEVŐK:
- 250 g paradicsom apróra vágva
- 1 teáskanál olaj
- ½ teáskanál mustármag
- ½ teáskanál köménymag
- 4-5 currylevél
- Csipet kurkuma
- Csípje meg az asafoetidát
- 1 teáskanál reszelt gyömbér
- 1 burgonya - főtt és pépesített
- 1-2 evőkanál pörkölt mogyorópor
- 1 evőkanál száraz kókusz
- Cukor és só ízlés szerint
- Koriander levelek

UTASÍTÁS:
a) Egy kis serpenyőben felforrósítjuk az olajat, és hozzáadjuk a mustármagot.
b) Adjuk hozzá a köményt, a curry leveleket, a kurkumát, az asafoetidát és a gyömbért.
c) Adjuk hozzá a paradicsomot, és időnként keverjük meg, amíg megpuhul.
d) Adjuk hozzá a burgonyapürét, a pörkölt földimogyoróport, a cukrot, a sót és a kókuszt.
e) Főzzük még 1 percig.
f) Díszítsük friss korianderlevéllel és tálaljuk.

82. Fehér tök curry

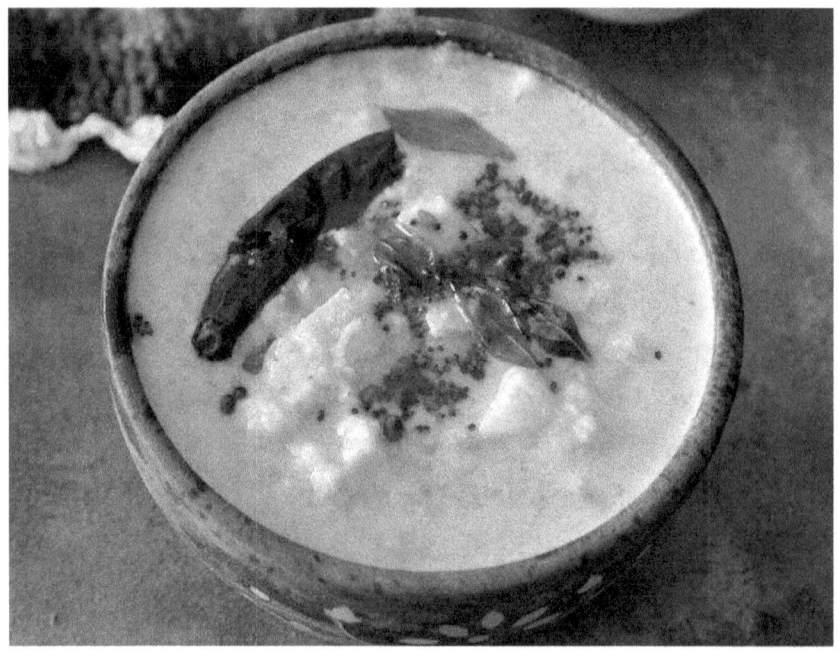

Elkészítés: 4 adag

ÖSSZETEVŐK:

- 250 g ra ms fehér tök
- 1 teáskanál olaj
- ½ teáskanál mustármag
- ½ teáskanál köménymag
- 4-5 currylevél
- Csipet kurkuma
- Csípje meg az asafoetidát
- 1 teáskanál reszelt gyömbér
- 1-2 evőkanál pörkölt mogyoropor
- Barna cukor és só ízlés szerint

UTASÍTÁS:

a) Egy kis serpenyőben felforrósítjuk az olajat, és hozzáadjuk a mustármagot.
b) Adjuk hozzá a köményt, a curry leveleket, a kurkumát, az asafoetidát és a gyömbért.
c) Adjuk hozzá a fehér tököt és egy kevés vizet, fedjük le, és időnként megkeverve főzzük, amíg a sütőtök megpuhul.
d) A pörkölt mogyoropor, a cukor és a só hozzáadása után főzzük még egy percig.

83. Currys téli dinnye

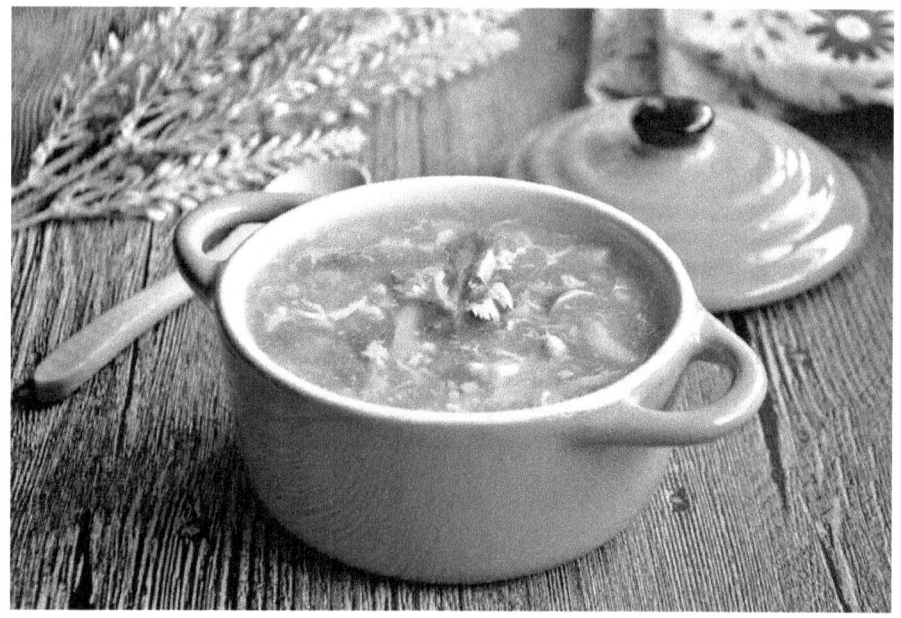

Elkészítés: 3 adag

ÖSSZETEVŐK:
- 2 evőkanál olaj
- ½ teáskanál asafoetida
- 1 teáskanál köménymag
- ½ teáskanál kurkuma por
- 1 téli dinnye, bőrön hagyva, felkockázva
- 1 paradicsom, felkockázva

UTASÍTÁS:
a) Melegítsük fel az olajat egy mély, nehéz serpenyőben közepes lángon.
b) Adjuk hozzá az asafoetidát, a köményt és a kurkumát, és főzzük 30 másodpercig, vagy amíg a magok fel nem roppannak.
c) Adjuk hozzá a téli dinnyét.
d) Adjuk hozzá a paradicsomot, és pároljuk 15 percig.
e) Vegyük le a serpenyőt a tűzről.
f) Állítsa be a fedőt úgy, hogy teljesen lefedje a serpenyőt, és tegye félre 10 percre.

84. Tűzhely Sambhar-ihlette curry

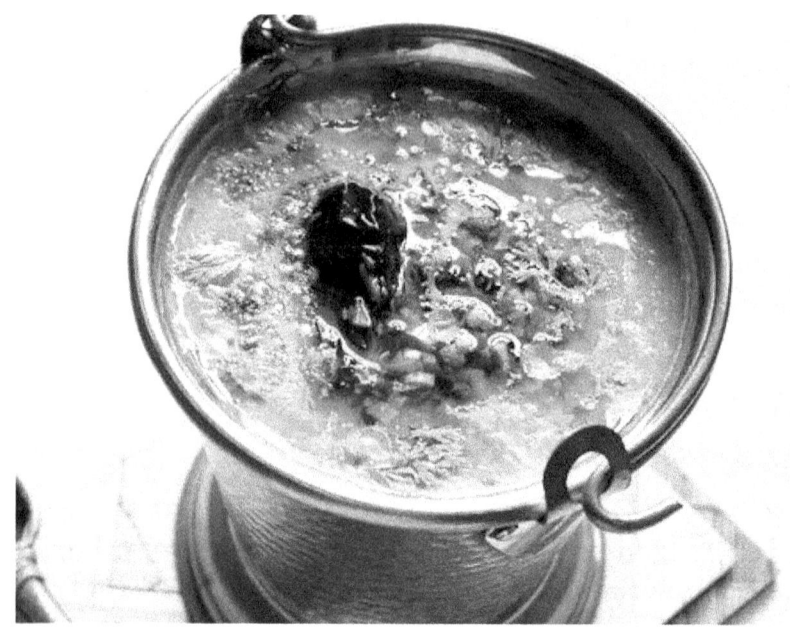

Gyártmány: 9

ÖSSZETEVŐK:

- 2 csésze főtt bab vagy lencse
- 9 csésze víz
- 1 burgonya, meghámozva és felkockázva
- 1 teáskanál tamarind paszta
- 5 csésze zöldség kockára vágva és zsiradékon
- 2 evőkanál Sambhar Masala
- 1 evőkanál olaj
- 1 teáskanál asafoetida por
- 1 evőkanál fekete mustármag
- 5-8 egész szárított piros chili, durvára vágva
- 8-10 friss currylevél durvára vágva
- 1 teáskanál vörös chili por vagy cayenne
- 1 evőkanál durva tengeri só

UTASÍTÁS:

a) Keverje össze a babot vagy a lencsét, a vizet, a burgonyát, a tamarindot, a zöldségeket és a Sambhar Masala-t egy edényben, közepes lángon.
b) Felforral.
c) Pároljuk 15 percig, vagy amíg a zöldség megfonnyad és megpuhul.
d) Egy serpenyőben közepes lángon hevítsük fel az olajat.
e) Adjuk hozzá az asafoetidát és a mustármagot.
f) Amint elkezdenek kipattanni a magok, adjuk hozzá a piros chilit és a curry leveleket.
g) Főzzük még 2 percig, gyakran kevergetve.

h) Amikor a curry levelei kezdenek barnulni és felkunkorodni, adjuk hozzá a lencséhez.
i) Főzzük további 5 percig.
j) Adjuk hozzá a sót és a vörös chili port.

85. Pandzsábi currys bab és lencse

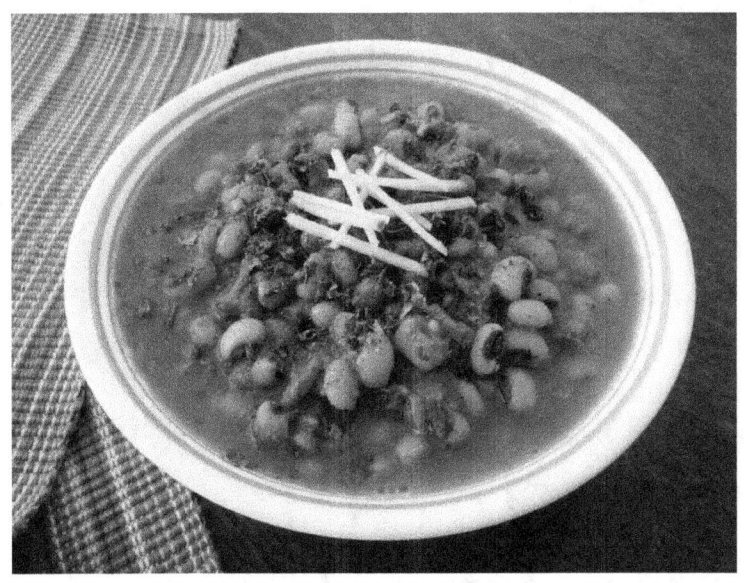

Gyártmány: 7

ÖSSZETEVŐK:
- 1 sárga vagy lilahagyma meghámozva és durvára vágva
- 1 darab gyömbér gyökér, meghámozva és durvára vágva
- 4 gerezd fokhagyma, meghámozva és apróra vágva
- 2-4 zöld thai, serrano vagy cayenne chili
- 2 evőkanál olaj
- ½ teáskanál asafoetida
- 2 teáskanál köménymag
- 1 teáskanál kurkuma por
- 1 fahéjrúd
- 2 egész szegfűszeg
- 1 fekete kardamom hüvely
- 2 paradicsom, meghámozva és felkockázva
- 2 evőkanál paradicsompüré
- 2 csésze főtt lencse
- 2 csésze főtt bab
- 2 csésze víz
- 2 teáskanál durva tengeri só
- 2 teáskanál garam masala
- 1 teáskanál vörös chili por vagy cayenne
- 2 evőkanál darált friss koriander

UTASÍTÁS:
a) A hagymát, a gyömbérgyökeret, a fokhagymát és a chilit aprítógépben vizes masszává turmixoljuk.
b) Melegítsük fel az olajat egy mély, nehéz serpenyőben közepes lángon.

c) Adja hozzá az asafoetidát, a köményt, a kurkumát, a fahéjat, a szegfűszeget és a kardamomot a serpenyőbe.
d) 30 másodpercig főzzük, vagy addig, amíg a keverék megpirul.
e) Lassan adjuk hozzá a hagymás masszát.
f) Főzzük barnulásig, körülbelül 2 percig, időnként megkeverve.
g) Adjuk hozzá a paradicsomot, a paradicsompürét, a lencsét és a babot, a vizet, a sót, a garam masala-t és a vörös chilit.
h) Forraljuk fel a keveréket, majd csökkentsük alacsony lángra, és főzzük tovább 10 percig.
i) Vegyük ki az egész fűszereket.
j) Tálaljuk korianderrel.

86. Spenót, squash és paradicsomos curry

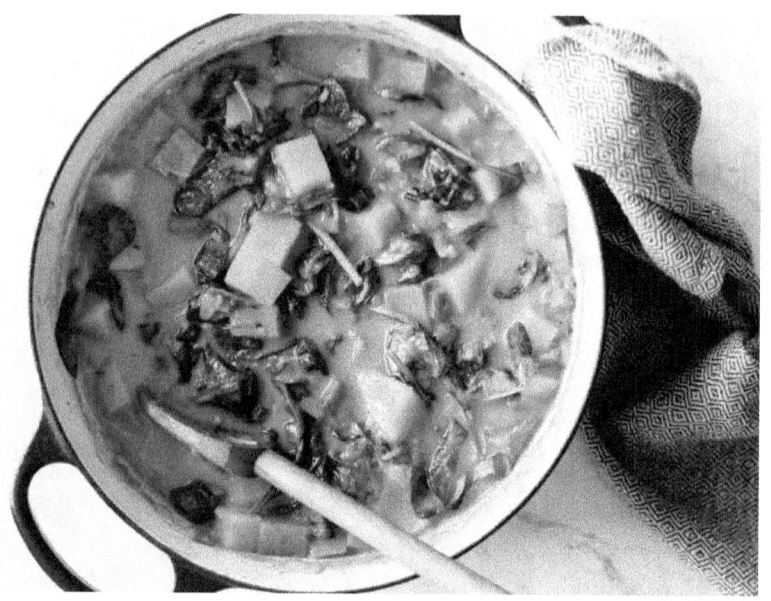

Gyártmány: 4

ÖSSZETEVŐK:

- 2 evőkanál szűz vagy finomítatlan kókuszolaj
- ½ közepes sárga hagyma, kockára vágva
- 3 gerezd fokhagyma, felaprítva
- 2 evőkanál darált gyömbér
- 2 teáskanál sárga curry por, enyhe fűszer
- 1 teáskanál őrölt koriander
- ¾ teáskanál pirospaprika pehely, lásd a fűszerekkel kapcsolatos fejjegyzetet
- 4 csésze vaj tök kockára vágva
- 14 uncia konzerv tűzön sült zúzott paradicsom
- ⅔ csésze zsíros kókusztej
- ¾ csésze víz
- 1 teáskanál kóser só
- 4-5 csésze bébispenót
- 4-5 csésze főtt barna rizs

UTASÍTÁS:

a) Melegíts fel egy edényt közepesen magas lángon. Adjuk hozzá a kókuszolajat, majd adjuk hozzá a hagymát. Körülbelül 2 percig főzzük a hagymát, amíg el nem kezd puhulni. Adjuk hozzá a fokhagymát és a gyömbért, és főzzük még egy percig.

b) Adjuk hozzá a curryport, a koriandert és a pirospaprika pelyhet, és keverjük össze.

c) Hozzáadjuk a kockára vágott vajtököt, a zúzott paradicsomot, a kókusztejet, a vizet és a sót.

d) Fedjük le az edényt fedővel, és forraljuk fel mindent.
e) Csökkentse a hőt közepesre, és hagyja a tököt 15 percig párolni.
f) 15 perc elteltével villával szúrjunk ki egy darab vajtököt, hogy megnézzük, puha-e a tök.
g) Kapcsolja le a hőt. Adjuk hozzá a babaspenótot, és keverjük addig a curryt, amíg a spenót el nem kezd fonnyadni.
h) Tálaljuk a curryt tálkákban barna rizs vagy kedvenc gabonafélék mellé.
i) Tetejét tetszés szerint megszórjuk apróra vágott mogyoróval.

DESSZERTEK

87. Szentjánoskenyér mousse avokádóval

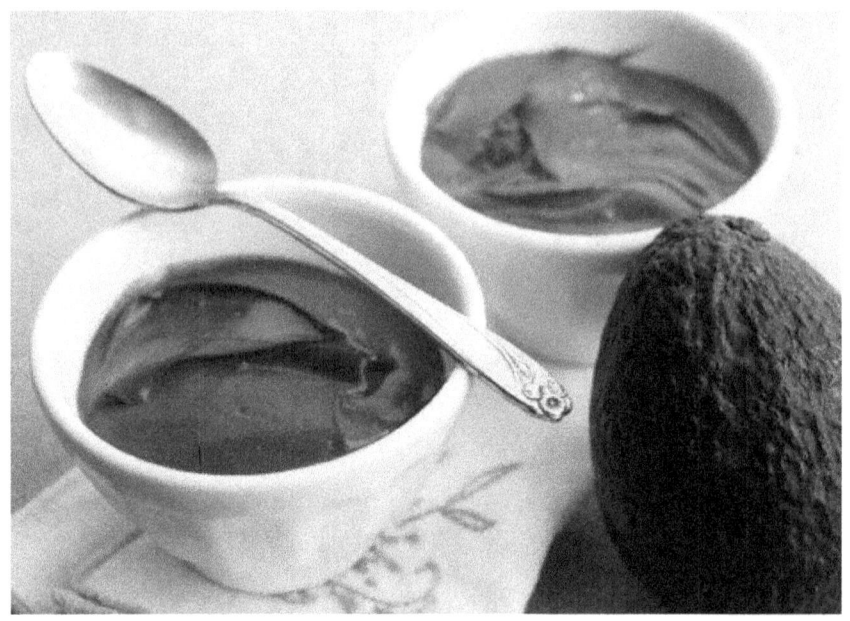

Elkészítése: 1 adag

ÖSSZETEVŐK:
- 1 evőkanál kókuszolaj, olvasztott
- ½ csésze víz
- 5 randevú
- 1 evőkanál szentjánoskenyér por
- ½ teáskanál őrölt vaníliarúd 1 avokádó
- ¼ csésze málna, frissen vagy fagyasztva és felolvasztva

UTASÍTÁS:
a) Egy robotgépben keverjük össze a vizet és a datolyát.
b) Keverjük össze a kókuszolajat, a szentjánoskenyérport és az őrölt vaníliarudat.
c) Adjuk hozzá az avokádót, és keverjük néhány másodpercig.
d) Tálaljuk málnával egy tálban.

88. Fűszerezett eperfa és alma

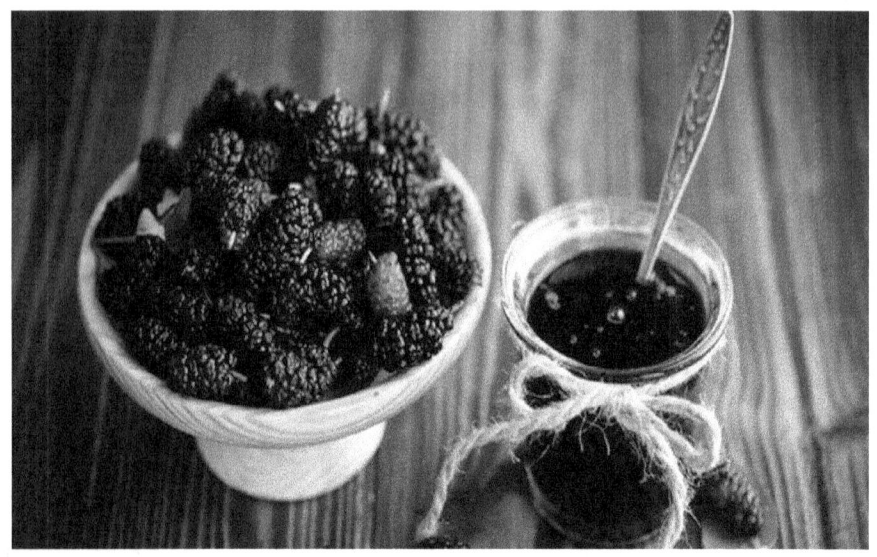

Elkészítés: 2 adag

ÖSSZETEVŐK:
- ½ teáskanál kardamom
- 2 alma
- 1 teáskanál fahéj
- 4 evőkanál eperfa

UTASÍTÁS:
a) Az almát durvára lereszeljük, és összekeverjük a fűszerekkel.
b) Adjuk hozzá az eperfát, és tálalás előtt hagyjuk állni fél órát.

89. Csípős répatorta

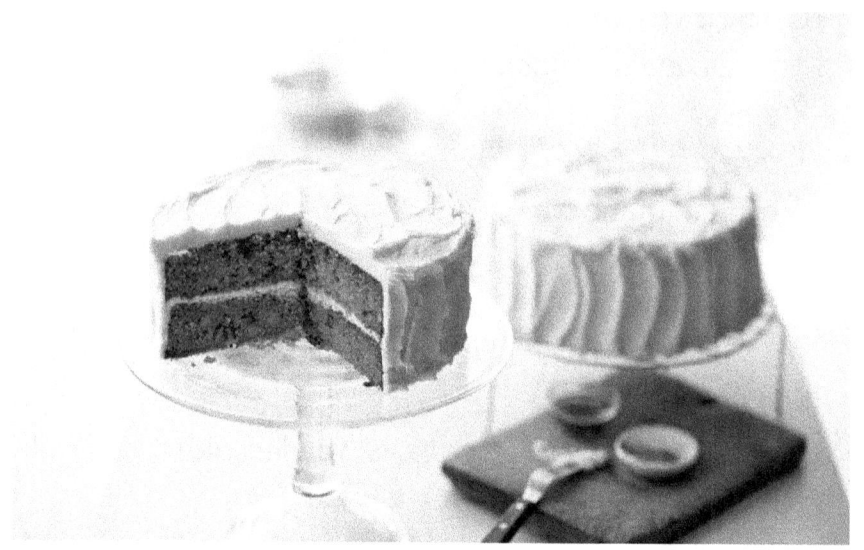

Gyártmány: 4

ÖSSZETEVŐK:
- $\frac{1}{4}$ csésze kókuszolaj, olvasztott
- 6 sárgarépa
- 2 piros alma
- 1 teáskanál őrölt vaníliarúd
- 4 friss datolya
- 1 evőkanál citromlé egy citrom héja, finomra reszelve
- 1 csésze goji bogyó

UTASÍTÁS:
a) A sárgarépát kockára vágjuk, és konyhai robotgépben durvára vágjuk.
b) Belekeverjük a darabokra vágott almát.
c) Hozzáadjuk a többi hozzávalót, és jól összedolgozzuk.
d) Helyezze a tésztát egy tálra, és tálalás előtt hűtse néhány órát.
e) Tetejét goji bogyókkal.

90. Áfonya krém

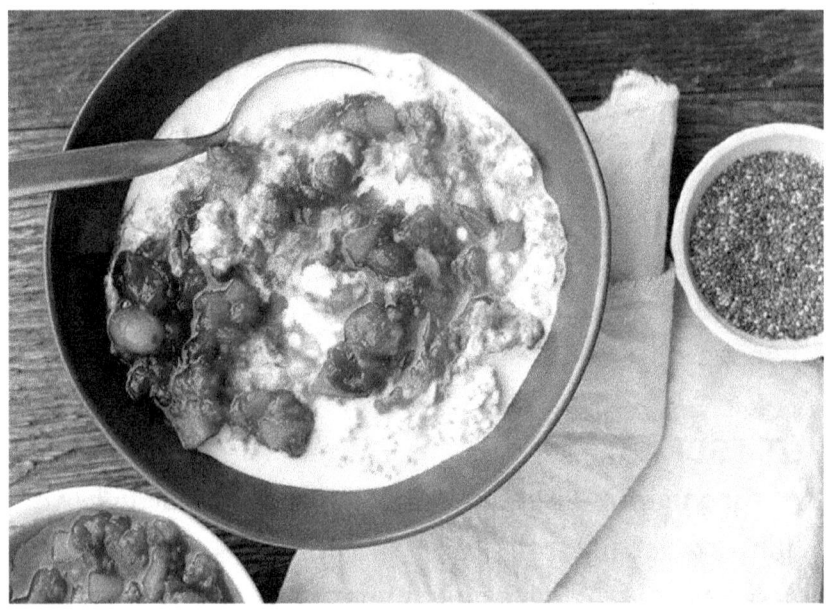

Elkészítése: 1 adag

ÖSSZETEVŐK:
- Egy avokádó
- 1½ csésze áfonya, áztatva
- 2 teáskanál citromlé
- ½ csésze málna, frissen vagy fagyasztva

UTASÍTÁS:
a) Keverjük össze az avokádót, az áfonyát és a citromlevet.
b) Ha szükséges, adjunk hozzá vizet, hogy krémes állagot kapjunk.
c) Tedd egy tálba, és tedd a tetejére málnát.

91. Banán, Granola és Bogyó parfé

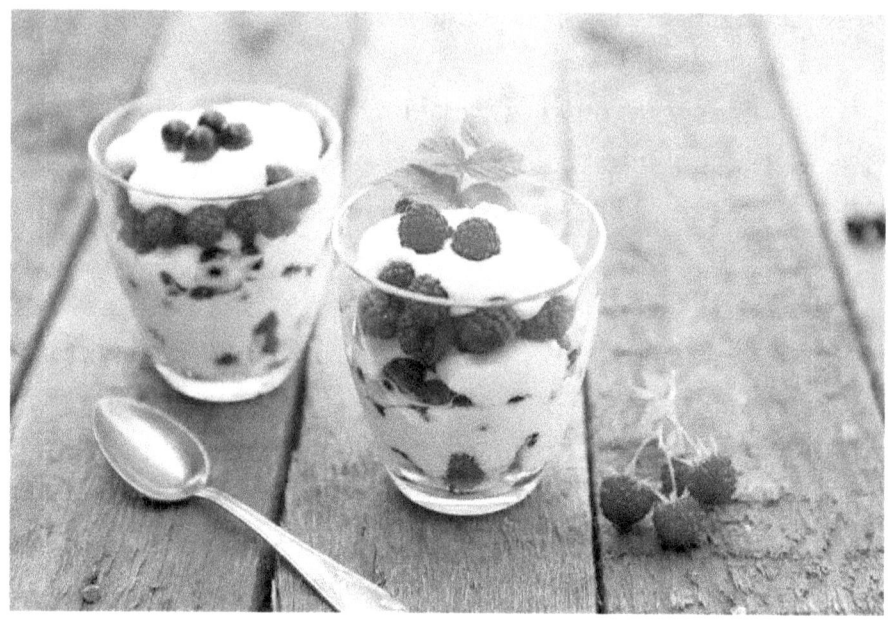

Gyártmány: 2

ÖSSZETEVŐK:
- 1 evőkanál cukrászcukor
- ¼ csésze zsírszegény granola
- 1 csésze szeletelt eper
- 1 banán
- 12 uncia vegán ananász ízű joghurt
- 2 teáskanál forró víz
- 1 evőkanál kakaó, cukrozatlan

UTASÍTÁS:
a) parfé pohárba rétegezz vegán joghurtot, szeletelt epret, szeletelt banánt és granolát.
b) A kakaót, a cukrászdai cukrot és a vizet simára keverjük.
c) Szitálás minden parfé felett.

92. Áfonya - barack ropogós

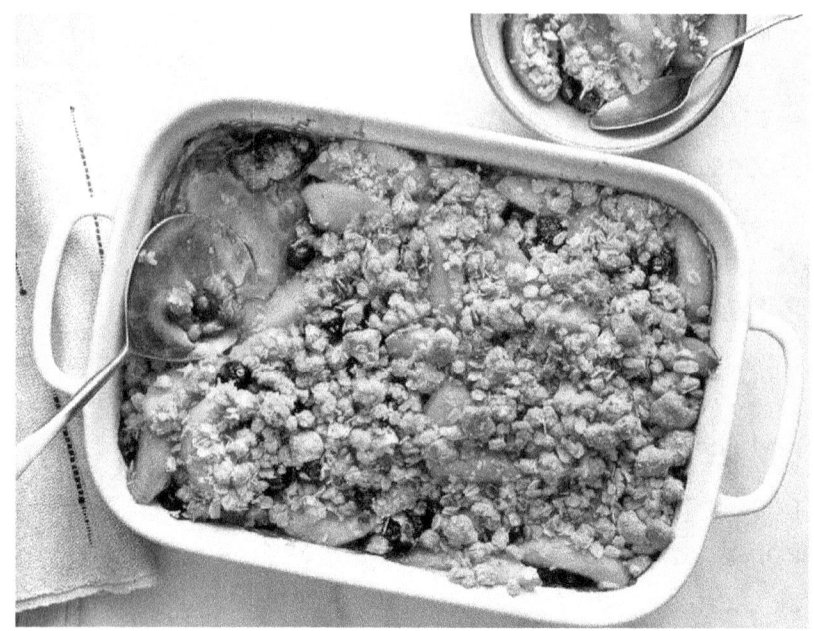

Gyártmány: 8

ÖSSZETEVŐK:

- 6 csésze friss őszibarack, meghámozva és felszeletelve
- 2 csésze friss áfonya
- ⅓ csésze plusz ¼ csésze világosbarna cukor
- 2 evőkanál mandulaliszt
- 2 teáskanál fahéj osztva __
- 1 csésze gluténmentes zab
- 3 evőkanál kukoricaolaj margarin

UTASÍTÁS:

a) Melegítse elő a sütőt 350 Fahrenheit-fokra.
b) Keverjük össze az áfonyát és őszibarack egy tepsiben.
c) Keverjen össze ⅓ csésze barna cukrot, mandulalisztet és 1 teáskanál fahéjat.
d) Dobjuk bele az őszibarackot és az áfonyát, hogy összekeverjük.
e) Keverjük össze a gluténmentes zabot, a maradék barna cukrot és a maradék fahéjat.
f) Margarinban omlósra vágjuk, majd a gyümölcsre szórjuk.
g) 25 percig sütjük.

93. Zabpehely Brûlée

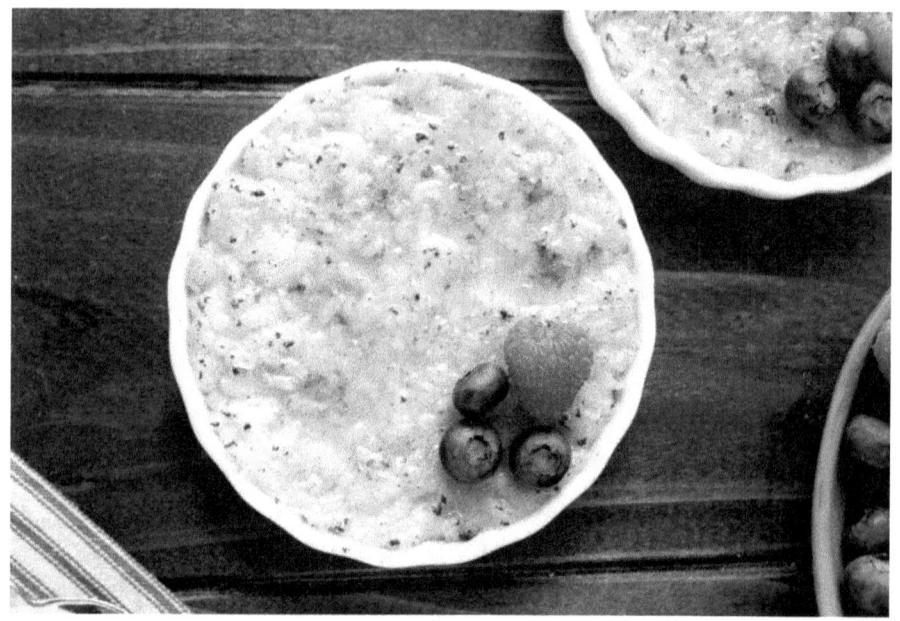

Kiszerelés: 6 adag

ÖSSZETEVŐK:

- 3 ¼ csésze mandulatej
- 2 csésze gluténmentes hengerelt zab
- 1 teáskanál vanília kivonat
- 1 teáskanál fahéj
- 1 csésze tetszés szerinti málna vagy bogyós gyümölcs
- 2 evőkanál dió, apróra vágva
- 2 evőkanál barna cukor

UTASÍTÁS:

a) Melegítsük elő a sütőt 350°F-ra, és béleljük ki a muffinformákat.
b) Forraljuk fel a mandulatejet egy serpenyőben, és forraljuk fel nagy lángon ; keverjük hozzá a zabot, és fedjük le 5 percig.
c) Adjuk hozzá a vaníliát és a fahéjat, és keverjük össze.
d) Minden muffinpoharat félig megtöltünk zabpehellyel.
e) Hűtőbe tesszük 20 perc.
f) Minden zabpehely csésze tetejét bogyós gyümölcsökkel, dióval és barna cukorral töltsük meg.
g) Süssük aranybarnára, körülbelül 1 percig.

94. Válogatott bogyók Granita

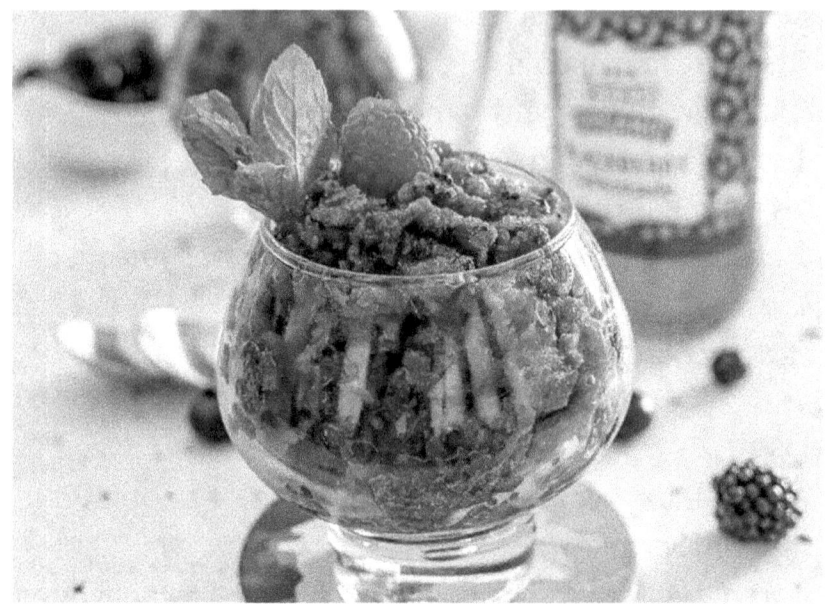

Gyártmány: 4

ÖSSZETEVŐK:
- ½ csésze friss eper, meghámozva és felszeletelve
- ½ csésze friss málna
- ½ csésze friss áfonya
- ½ csésze friss szeder
- 1 evőkanál juharszirup
- 1 evőkanál friss citromlé
- 1 csésze jégkocka, összetörve

UTASÍTÁS:
a) Helyezze a bogyókat, a juharszirupot, a citromlevet és a jégkockákat egy nagy sebességű turmixgépbe, és nagy sebességgel turmixolja simára.
b) Tegye át a bogyókeveréket egy tepsibe, oszlassa el egyenletesen, és 30 percre fagyassza le.
c) Vegyük ki a fagyasztóból, és villával keverjük össze teljesen a gránitát.
d) Fagyassza le 2 órára, 30 percenként keverje meg.

95. Vegán cukrozatlan sütőtök fagylalt

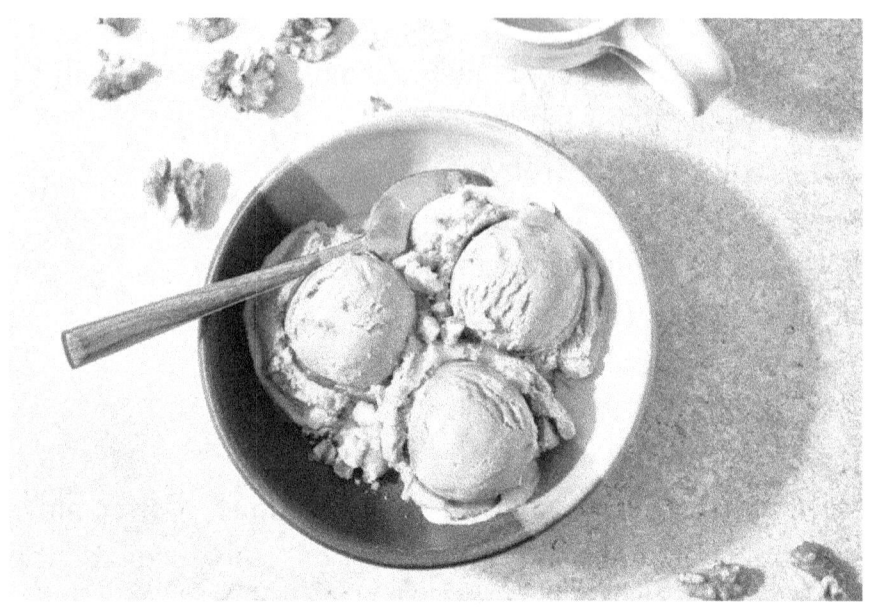

Gyártmány: 6

ÖSSZETEVŐK:
- 15 uncia házi tökpüré
- ½ csésze datolya, kimagozva és apróra vágva
- Két 14 unciás doboz cukrozatlan kókusztej
- ½ teáskanál bio vanília kivonat
- 1½ teáskanál sütőtök pite fűszer
- ½ teáskanál őrölt fahéj

UTASÍTÁS:
a) Az összes hozzávalót simára keverjük.
b) Lefagy _ legfeljebb 2 órán keresztül.
c) Fagylaltkészítőbe öntjük és eldolgozzuk.
d) még 2 órára lefagyasztjuk.

96. Fagyasztott gyümölcsös krém

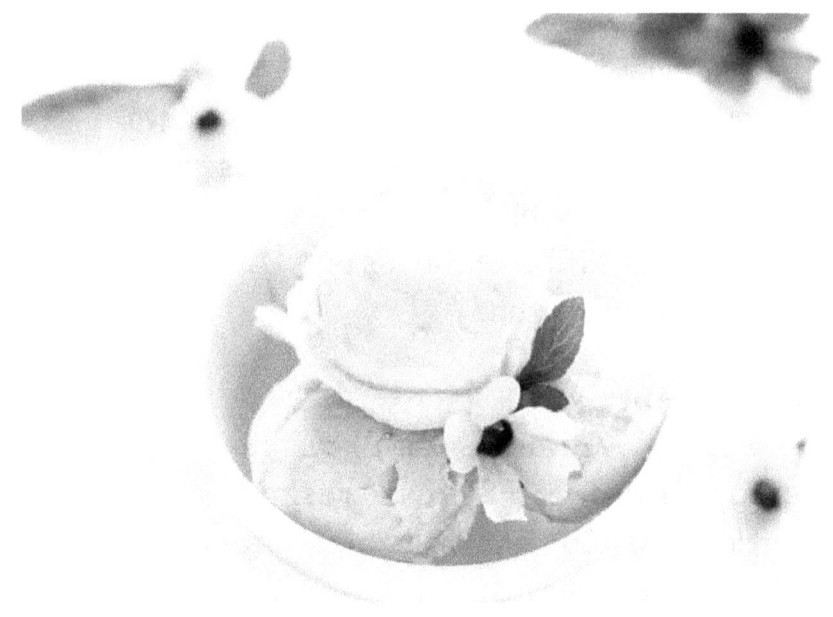

Gyártmány: 6

ÖSSZETEVŐK:

- 14 uncia doboz kókusztej
- 1 csésze fagyasztott ananászdarabok, felolvasztva
- 4 csésze fagyasztott banánszelet, felolvasztva
- 2 evőkanál friss limelé
- csipet só

UTASÍTÁS:

a) Béleljünk ki egy üvegedényt műanyag fóliával.
b) Az összes hozzávalót simára keverjük.
c) Az elkészített rakott edényt egyenlő arányban töltsük meg a keverékkel.
d) Tálalás előtt körülbelül 40 percig fagyasztjuk.

97. Avokádó puding

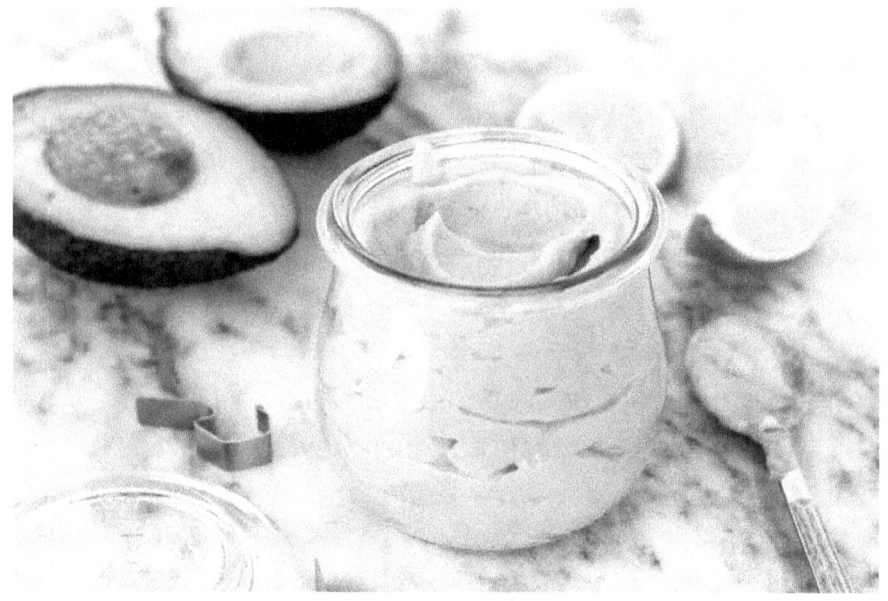

Gyártmány: 4

ÖSSZETEVŐK:

- 2 csésze banán, meghámozva és apróra vágva
- 2 érett avokádó, meghámozva és apróra vágva
- 1 teáskanál lime héja, finomra reszelve
- 1 teáskanál citromhéj, finomra reszelve
- ½ csésze friss limelé
- ⅓ csésze méz
- ¼ csésze mandula, apróra vágva
- ½ csésze citromlé

UTASÍTÁS:

a) Keverje össze az összes összetevőt simára.
b) Öntse a mousse-t 4 adagolópohárba.
c) Hűtőbe tesszük 2-re órával a tálalás előtt.
d) Díszítsük dióval és tálaljuk.

98. Chilis és diós tekercs

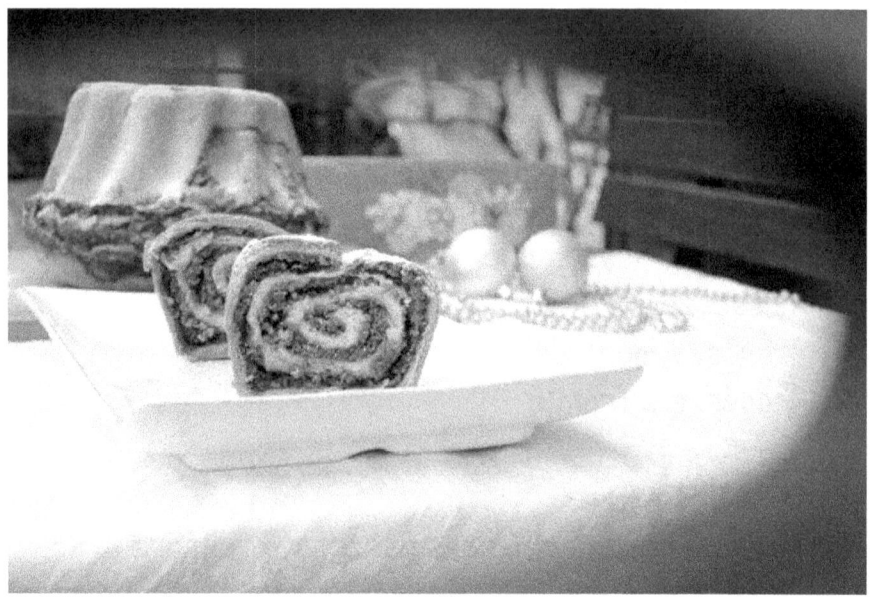

Elkészítés: 2-3 adag

ÖSSZETEVŐK:
- 2 sárgarépa, apróra vágva
- 1 evőkanál citromlé
  - 5 lap nori, hosszú csíkokra szeletelve
- 1½ csésze dió
- ½ csésze savanyú káposzta
- 5 szárított paradicsom, beáztatva
- ¼-½ friss chili
- ½ csésze oregánó, friss
- ¼ pirospaprika

UTASÍTÁS:
a) Egy konyhai robotgépben durvára törjük a diót.
b) Keverje hozzá a sárgarépát, az aszalt paradicsomot, a chilit, az oregánót, a borsot és a citromot.
c) Egy tálba félig megtöltjük a mártogatóssal.
d) Egy nori csíkhoz adjunk hozzá 3 evőkanál diómártást és savanyú káposztát.
e) Tekerd fel.

99. Gyógyító almás pite

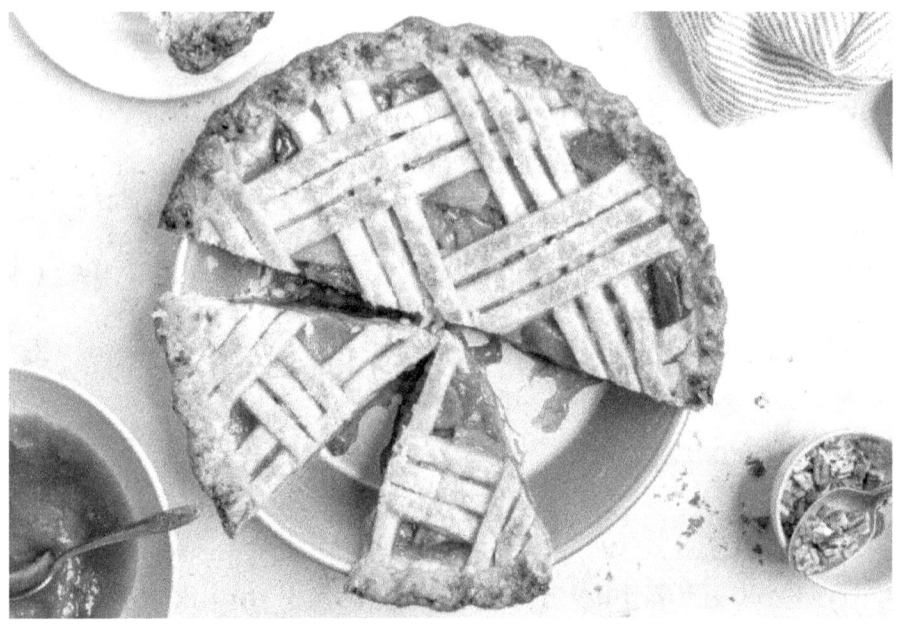

Gyártmány: 8

ÖSSZETEVŐK:
AZ ALMÁHOZ:
- 8 alma kimagozva, meghámozva és finomra szeletelve
- 16 evőkanál kókuszcukor
- 2 evőkanál kukoricaliszt
- 1 teáskanál vanília kivonat
- 1 teáskanál kókuszolaj
- 1 teáskanál őrölt fahéj
- Csipetnyi tengeri sót ízlés szerint

A PÉTÉMÁHOZ:
- 1¼ csésze őrölt mandula
- ¼ csésze kókuszolaj
- 1¼ csésze gluténmentes liszt
- Víz, szükség szerint

UTASÍTÁS:
AZ ALMÁHOZ:
a) Az almát, a kókuszolajat, a kókuszcukrot, a vaníliát, a fahéjat és a sót egy fedős serpenyőbe tesszük.
b) Lassú tűzön, időnként megkeverve, körülbelül 20 percig főzzük.
c) A kukoricalisztet egy kis tálkában egy pici vízben feloldjuk.
d) Adjuk hozzá a kukoricaliszt és a víz keverékét, és jól keverjük össze.
e) Ha az alma besűrűsödött, kapcsoljuk le a tüzet.

A PÉTÉMÁHOZ:

f) A sütőt 180 Celsius fokra előmelegítjük.
g) Keverje össze az összes hozzávalót egy nagy tálban vízzel együtt, amíg kemény tésztát nem kap.
h) A tésztát két részre osztjuk, és az egyik felét kivajazott piteformába tesszük. Ujjaival óvatosan nyomja végig az edény alján és felfelé.
i) Zsíros sütőpapírt tegyünk a pultra, és sodrófa segítségével nyújtsuk ki a maradék tésztát kör alakúra, akkora, hogy ellepje a lepényt.
j) Ha ez készen van, öntse át az almás keveréket a pitehéjba.
k) Most helyezze a legfelső tésztaréteget a pitehéj tetejére.
l) Ujjaival rögzítse a kéreg legfelső rétegét a tészta tetejére úgy, hogy lenyomja a pite összes szélét, ügyelve arra, hogy megfelelően lezárják.
m) Késsel készítsen egy kis rést a tortahéj tetejének közepén.
n) Körülbelül 30 percig sütjük, amíg a tészta héja tapintásra szilárd és aranybarna nem lesz.

100. Kókusz- és narancsvizes makaronok

Gyártmány: 14

ÖSSZETEVŐK:

- 3 csésze cukrozatlan kókuszreszelék
- 4 evőkanál finomítatlan nádszirup
- 4 evőkanál kókuszolaj, olvasztott
- 1 teáskanál narancsvirág virágvíz
- Pirított mandula, tálaláshoz

UTASÍTÁS:

a) Konyhai robotgépben addig dinszteljük a kókuszt, amíg nagyon apró darabokra nem törjük. Hagyjon egy kis textúrát.
b) Hozzáadjuk a szirupot, az olajat és a virágvizet. Blitz addig, amíg jól össze nem áll.
c) Helyezze a keveréket egy tálba, és tegye a fagyasztóba 5-8 percre. Ez lehetővé teszi a kókuszolaj megszilárdulását, így dolgozhat a keverékkel.
d) Amíg várunk, tegyünk 10-12 mandulát a robotgépbe, és törjük apró darabokra.
e) Egy serpenyőben adjunk hozzá 2 teáskanál kókuszolajat, melegítsük alacsony-közepes fokozaton, adjuk hozzá a diót, és pirítsuk néhány percig, amíg illatos lesz.
f) Teszteld a kókusztésztát, hogy egyben marad-e, ha egy kis mennyiséget a tenyeredbe nyomsz. Ha kész, kézzel kis golyókra nyomkodjuk. A keverék finom.
g) Tegyük a golyókat egy tálra, és tegyük a tetejére narancslekvárt és pirított mandulát.

KÖVETKEZTETÉS

A „A BOLDOG BŐR KONYHA" című utazásunk végén reméljük, hogy felfedezte a táplálkozás és a bőrápolás harmonikusan működő átalakító erejét. Az ezeken az oldalakon található minden recept a ragyogó, egészséges bőr ünnepe, amely a test egészséges összetevőivel való táplálása és a tudatos táplálkozás eredménye.

Akár az antioxidánsokban gazdag turmixokat választotta, akár kollagénnövelő salátákat fogyasztott, akár az omega-3-ban gazdag főételeket, bízunk benne, hogy ez a 100 recept inspirált arra, hogy bőre jó közérzetét helyezze előtérbe az általa fogyasztott ételeken keresztül. . Az összetevőkön és technikákon túl a A BOLDOG BŐR KONYHA koncepciója életstílussá válhat – egy olyan megközelítés, amely felismeri a kapcsolatot az étkezés és a belülről sugárzó szépség között.

Miközben továbbra is felfedezi a bőrápolás világát a táplálkozáson keresztül, legyen a "A BOLDOG BŐR KONYHA" megbízható társa, amely olyan finom és tápláló recepteken keresztül kalauzol el, amelyek támogatják a boldog, ragyogó bőr felé vezető utat. Íme, át kell ölelni az ételek és a bőrápolás szinergiáját, és élvezni a bőr belülről kifelé történő táplálásának örömét. Üdv a boldog és ragyogó bőrnek!

www.ingramcontent.com/pod-product-compliance
Lightning Source LLC
Chambersburg PA
CBHW071315110526
44591CB00010B/893